Prof. em. Prof. Dr. med. habil. Karl Hecht

Glycin ein wichtiger, nervenstärkender Bioregulator

Antworten auf Fragen zu den einzigartigen Wirkeigenschaften der Uraminosäure

SPURBUCHVERLAG

Glycin
ein wichtiger, nervenstärkender Bioregulator

Antworten auf Fragen zu den einzigartigen Wirkeigenschaften der Uraminosäure

Prof. em. Prof. Dr. med. habil. Karl Hecht

Bibliografische Information der Deutschen Nationalbibliothek

Die Deutsche Nationalbibliothek verzeichnet diese Publikation in der Deutschen Nationalbibliografie; detaillierte bibliografische Daten sind im Internet über http://dnb.dnb.de abrufbar.

1. Auflage Juni 2020

info@spurbuch.de, www.spurbuch.de

Ausführung: pth-mediaberatung GmbH, Würzburg

ISBN 978-3-88778-021-0

Inhalt

Wichtiger Hinweis

Der Autor erklärt, dass kein Interessenkonflikt besteht.

Die Ausführungen in diesem Buch sind nach aktuellsten wissenschaftlichen Erkenntnissen unter systemregulatorischen (ganzheitlichen) Aspekten zusammengestellt worden.

Die Anwendungsbeispiele basieren auf praktischen Erfahrungen zahlreicher großer Kliniken sowie auf persönlichen Erfahrungen des Autors und sind sorgfältig geprüft. Die Ergebnisse können durch die angegebene weiterführende Literatur nachvollzogen werden. Alle Angaben in diesem Buch dienen der Aufklärung und der Information. Sie sind keine individuelle Therapieempfehlung.

Der Autor und der Verlag übernehmen keine Haftung, die aus der Anwendung der angeführten wissenschaftlichen und praktischen Erfahrungen resultiert.

Vorwort

Wenn ich als Arzt gute Ratschläge benötige, dann hole ich sie mir häufig bei unseren medizinischen Vorfahren, z. B. bei Hippokrates (400-375 v. Chr.). Der Urvater der wissenschaftlich betriebenen Medizin hat für Ärzte und Patienten immer gute Ratschläge. Diese verweisen häufig auf die Naturverbundenheit als Grundlage für eine kernige Gesundheit.

„Alles, was in einem Lande wächst – dazu gehört auch der Mensch – steht im Einklang mit der Natur."

„Die Natur findet von selbst ihren Weg, sie braucht sich nicht zu überlegen – und weiß auch das Nötige zu tun."

„Die wirksamste Medizin ist die natürliche Heilkraft, die im Inneren eines jeden von uns liegt."

Die gleiche Auffassung vertrat der Arzt Paracelsus (1493-1541). Seine ärztliche Grundphilosophie lautete: „**Es gibt nur eine einzige Krankheitsursache, nämlich den Ungehorsam gegen die göttlichen Naturgesetze**".

Dieses Zitat von Paracelsus sollte sich heute jeder Mensch zu Herzen nehmen, denn mit Technisierung und Digitalisierung werden die Menschen gewalttätig von der Natur ferngehalten, besonders die Kinder. Hinzu kommt, dass die Behandlung mit Pharmaka schon wegen der vielen unerwünschten Nebenwirkungen der Wirkstoffe kein Weg ist, auf dem Kinder und Erwachsene zur optimalen Gesundheit gelangen.

Als Arzt kenne ich selbstverständlich das „Primum non nocere" des Hippokrates (vor allem, als Arzt nicht schaden). Es besteht die ärztliche Pflicht zur Schadenabwendung. Das fordert der hippokratische Eid. „Ärztliche Verordnungen werde ich zum Nutzen der Kranken nach meiner Kraft und meinem Urteilsvermögen anwenden, vor Schaden und Unrecht werde ich sie bewahren."

In meiner 65-jährigen Tätigkeit als Arzt und Wissenschaftler musste ich leider feststellen, dass Ärzte der schulmedizinischen Pharmakotherapie wegen der Unmenge von unerwünschten Nebenwirkungen der Medikamente (siehe Beipackzettel) den hippokratischen Eid nicht einhalten können! Ich nehme daher seit 50 Jahren keine klassischen Medikamente ein, ging aber auch auf die Suche nach Naturmitteln, die keine unerwünschten Nebenwirkungen haben. Dabei fand ich unter anderem das Glycin.

Hippokrates schrieb: „Euer Nahrungsmittel soll Heilmittel und Euer Heilmittel soll Nahrungsmittel sein."

Es gibt wohl kaum einen anderen Wirkstoff wie Glycin, der diese Forderung erfüllt. Glycin ist als Aminosäure in vielen Nahrungsmitteln enthalten und spielt bei der Eiweißsynthese im menschlichen Körper eine wichtige Rolle.

Andererseits ist Glycin (besonders das Mikroverkapselte) ein multifunktionelles Heilmittel (besonders für das Nervensystem), welches keine unerwünschten Nebenwirkungen und keine Dosisbegrenzung aufweist. Mikroverkapseltes Glycin können ohne Bedenken Kleinkinder, Erwachsene und ältere Menschen einnehmen.

Die russische Kinderärztin und Biochemikerin Prof. Dr. Irina Komissarova hat gemeinsam mit großen Forscherkollektiven Pionierarbeit bezüglich der effektiven Anwendung des mikroverkapselten Glycins in der Kinderheilkunde, aber auch bei Erwachsenen geleistet. Mit Irina Komissarova konnte ich über 10 Jahre (bis zu ihrem Tod) zusammenarbeiten. Sie hat auch in zahlreichen Forschungsarbeiten nachgewiesen, dass Glycin ein völlig unschädliches, aber effektives Mittel gegen das weit verbreitete ADHS (= Aufmerksamkeits-Defizit-Hyperaktivitätssyndrom) ist.

In Deutschland wird bei ADHS Ritalin gegeben. Ritalin ist ein Methylphenidat, ein verschreibungspflichtiges Suchtmittel, welches im Gehirn zerstörend wirkt und z. B. das Aktivierungs- und Intelligenzhormon Dopamin hemmt. Wenn man den Beipackzettel liest, kann einem die Seele bluten, wenn Ärzte dieses Mittel Kindern verordnen.

In diesem Buch werden Sie informiert, welchen Nutzen Glycin für die Gesundheit hat und wie es klassischen Arzneimitteln überlegen ist, ohne Nebenwirkungen aufzuweisen.

Im Rahmen der Ganzheitsbetrachtung des Menschen bemühe ich mich, die Multifunktion des Glycins darzustellen und seine Interaktion zu anderen körpereigenen Stoffen aufzuzeigen. Das geschieht vor allem im ersten Teil, den ich im Frage-Antwort-Stil verfasst habe.

Im zweiten Teil werden wissenschaftliche Erkenntnisse und praktische Erfahrungen bei der Anwendung des Glycins zur Erhaltung und Wiederherstellung der Gesundheit zusammengefasst. Damit möchte ich Ärztinnen und Ärzte ansprechen, die gewillt sind, den hippokratischen Eid einzuhalten. Geleichzeitig möchte ich aber auch Laien zeigen, was dieses Naturmittel Glycin alles kann.

Eine lange Liste von Literaturquellen kann genutzt werden, das Wissen zu vertiefen.

Berlin, Januar 2020

Prof. em. Prof.
Dr. med. habil. Karl Hecht

Danksagung

Meiner Frau Elena Hecht-Savoley möchte ich herzlich dafür danken, dass sie in mühevoller Arbeit die russischen Texte in die deutsche Sprache übersetzt hat.

Ein großes Dankeschön gebührt der Dipl. Ing. Anke Dahmen, die mit der Fertigung der Texte und der Schemata einen wesentlichen Teil zum Gelingen dieses Buchs beigetragen hat.

Herrn Alexander Lipowitsch von BiDi-Pharma GmbH danke ich vielmals dafür, dass er mir Fragen beantwortet und Texte zur Verfügung gestellt hat.

Herrn Paul-Thomas Hinkel gilt mein aufrichtiger Dank dafür, dass er mich angeregt hat, dieses Buch zu verfassen.

Prof. em. Prof. Dr. med. habil.
Karl Hecht

Was ist, was kann Glycin?

Wissensvermittlung über die Multifunktionen der einfachsten Aminosäure in der ganzheitlichen Regulation des menschlichen Organismus

Was ist Glycin?

Nach der systematischen chemischen Nomenklatur ist Glycin eine Aminoessigsäure oder, anders dargestellt, eine Aminoethansäure.

Strukturformel des Glycins	Summenformel des Glycins
H | H – C – NH_2 | COOH	NH_2-CH_2-COOH

Glycin ist die kleinste und einfachste Aminosäure mit stark ausgeprägten

- eiweißbildenden (proteinogenen)
- wasserbindenden (hydrophilen)
- neurotransmitterwirkenden
- bioregulatorischen und
- nootropen, intellektstimulierenden Eigenschaften.

Es ist die einzige Aminosäure, die optisch nicht aktiv ist. Sie besitzt daher, im Gegenteil zu allen anderen Aminosäuren, keine L-Form.

Glycin (auch als Glyzin oder Glykokoll bezeichnet) stellt sich als weißes, süßschmeckendes Pulver dar. Vom süßen Geschmack wird der Name abgeleitet.

Altgriechisch glykys = süß

Abkürzungen für Glycin sind Gly oder „G".

Die frühere Bezeichnung Glykokoll wurde vom altgriechischen Wort Kolla = Leim abgeleitet (süßer Leim), wobei Glycin sich im menschlichen Körper wie Gelatine zeigt (z. B. als Knorpel).

Glycin ist pure Natur, die für das Wesen des Homo Sapiens unentbehrlich ist.

Im menschlichen Körper hat Glycin multifunktionelle Aufgaben zu erfüllen. Es ist in den ganzen Stoffwechsel, besonders aber in den Eiweiß- und Hirnstoffwechsel eingebunden. Glycin wirkt selbst als Neurotransmitter (gehirnregulierender Überträger) und ist in zahlreichen Neuropeptid-Transmittern eingebunden. Neben der GABA (Gamma-Amino-Buttersäure) ist Glycin ein erregungshemmender Transmitter im Nervensystem des Menschen.

Des Weiteren wird dem Glycin eine nootrope (intellektstimulierende) Wirkung zugeschrieben. Glycin ist in nahezu alle eiweißbildenden Funktionen einbezogen. Da es im Körper selbst gebildet wird, wird es in die Gruppe der nichtessentiellen Aminosäure eingeordnet.

Glycin hat **keine** unerwünschten Nebenwirkungen und unterliegt keiner Dosisbegrenzung.

Die schwedischen Wissenschaftler Gundersen et al. [2005] publizierten einen Artikel mit dem Titel „Glycin, ein wichtiger Neurotransmitter und zellenfördernder Wirkstoff" in der Zeitschrift Acta Anaesthisiologica Scandinavica, 40/8, 2005. Sie beschreiben die große Bedeutung des Glycins als Neurotransmitter, als entzündungshemmenden Faktor und als die immunologischen Prozesse fördernden Wirkstoff.

Welche wissenschaftlich nachgewiesenen Funktionen und Wirkungen hat Glycin im menschlichen Körper?

Glycin ist der wichtigste Baustein von Proteinen und ist an der Synthese zahlreicher wichtiger Stoffwechselmoleküle beteiligt.

Dazu gehören u. a.: Glutathion, Creatin, Porphyrine, Purine.

Glycin ist auch für den Stoffwechsel der Folsäure sowie für die Bildung der Gallensäuren erforderlich.

Das therapeutische Potential des Glycins für das Immunsystem, für entzündliche Prozesse, für die Entgiftung und für den Stoffwechsel des Nervensystems wurde bisher dominierend in Russland erforscht und in der Praxis effektiv angewendet.

Glycin ist nach dem vorliegenden wissenschaftlichen Erkenntnisstand:

- in allen Zellen und Geweben des menschlichen Körpers zu finden. Besonders hoch ist die Konzentration von Glycin im Nervengewebe des ZNS (Zentralnervensystem: Gehirn und Rückenmark).
- gemeinsam mit der Gamma-Amino-Buttersäure (GABA) der wichtigste hemmend wirkende Neurotransmitter aller Säuger, einschließlich des Menschen. Das menschliche Gehirn ist ohne Glycin und GABA nicht funktionsfähig.
- ein Metabolit mit breitem Wirkungsspektrum.
- wie andere Aminosäuren eine Komponente der vielfältigen Polypeptidketten, welche als endogene Neurotransmitter und Neurohormone im Organismus regulierend wirken oder an dem Eiweißaufbau (Proteinbildung) beteiligt sind.
- fähig zur Rezeptorbindung und zwar an glycinerge und GABA-Rezeptoren.
- ein natürliches Adrenolytikum (Antistresswirkung).
- ein spezifischer Regulator der Nervenzellen.
- gemeinsam mit Prolin an der Bildung von Kollagen im Bindegewebe (z. B. Gelenkknorpel) beteiligt.

- der unspezifischen Steuerung von Xenobiotika fähig, wenn Wirkstoffe mit toxischen Nebenwirkungen die Zelle erreichen. Dabei gehen die körpereigenen Xenobiotika eine Symbiose mit Glycin ein und schwächen die toxischen Wirkungen von Arzneimitteln, Alkohol, Toxinen, Narkotika u. a. ab oder beseitigen diese. Glycin vermag die Abstinenzsymptome bei Entwöhnungskuren von Drogen, Alkohol, Nikotin und Arzneimittel abschwächen oder verhindern.
- gemeinsam mit GABA fähig, die Bildung des Schmerzgedächtnisses zu hemmen, in dem körpereigenen Schmerztransmitter neutralisiert werden.

Glycin hat sich als ein gutes Stressregulationsmittel bewährt.

Glycin kann den Schlaf regulieren und fördern.

Glycin kann bei Schlaganfällen, wenn es rechtzeitig gegeben wird, Folgeerscheinungen vermindern oder verhindern.

Was heißt „multifunktionelle Eigenschaften"?

Alle wissen, dass die meisten Arzneimittel monofunktionell angelegt sein sollen. Das heißt, diese Arzneimittel wirken nur für eine Krankheit oder für ein Symptom. Zum Beispiel gibt es Arzneimittel, die **nur** den Blutdruck senken sollen oder solche, die **nur** die Depression beseitigen sollen.

Die für ein Arzneimittel propagierte Monofunktion ist aber eine Täuschung, denn wenn man sich die Liste der Nebenwirkungen zum Beispiel der Blutdrucksenker, der Antidepressiva oder des Ritalins ansieht, dann entdeckt man mindestens 20 unerwünschte Nebenwirkungen zusätzlich zu den angeblichen Monofunktionen Blutdrucksenken oder Depressionen beseitigen. Es liegt bei den Arzneimitteln immer auch eine Multifunktion vor. Nur sind die vielen Nebenwirkungen nicht gesundheitsfördernd, sondern gesundheitsschädlich!

Die Pharmaindustrie argumentiert „Wo es Wirkungen gibt, muss es auch Nebenwirkungen geben". Das ist die zweite Irreführung für die sogenannten monofunktionellen Arzneimittel.

Haben Naturstoffe, wie das Glycin, multifunktionelle Eigenschaften?

Naturstoffe, wie zum Beispiel das Glycin, haben für den menschlichen Körper multifunktionelle Wirkungen, die eindeutig der Gesundheit dienen. Die multifunktionellen Wirkungen sind vor allem bei den körpereigenen Substanzen für die Gesundheit gegeben, weil sie als Bioregulatoren die Normalität gewährleisten, indem sie sich in das System der ganzheitlichen Körperfunktionen einfügen.

Das trifft auch für das Glycin zu. Nachfolgende Liste soll die Vielfältigkeit der Wirkung des Glycins noch einmal unterstreichen:

- Glycin ist aktiv im Kreatinstoffwechsel (Kreatin liefert die Energie in den

Muskelzellen und ist am Muskelaufbau beteiligt).

- Glycin ist Bestandteil des Kollagens und daher wichtig für die Hautgeneration, die Bildung der Haare und den Aufbau von Knorpel.
- Glycin wirkt als Neurotransmitter (Botenstoff im Zentralnervensystem) und befindet sich in zahlreichen Neuropeptid-Neurotransmittern.
- Glycin ist Bestandteil des Hämoglobinstoffwechsels (Hämoglobin transportiert den Sauerstoff im Blut).
- Glycin ist an der Regulierung des Blutzuckerspiegels beteiligt und schützt gegen Diabetes mellitus Typ II.
- Glycin spielt im Bindegewebe eine wichtige Rolle. Bei Glycinmangel tritt Verlust im Bindegewebe auf.
- Glycin ist Bestandteil der DNA (Erbsubstanz).
- Glycin aktiviert das Immunsystem und die Infektabwehr.
- Glycin ist wesentlich an der Synthese des Peptids Glutathion beteiligt.
- Glycin ist an der Entgiftungsfunktion der Leber beteiligt.

Warum wird Glycin als eine nicht-essentielle Aminosäure bezeichnet?

Nicht-essentiell bedeutet, dass die Aminosäure Glycin im Körper eines Gesunden selbst produziert wird. Sie entsteht aus den Vorstufen Threonin und Serin.

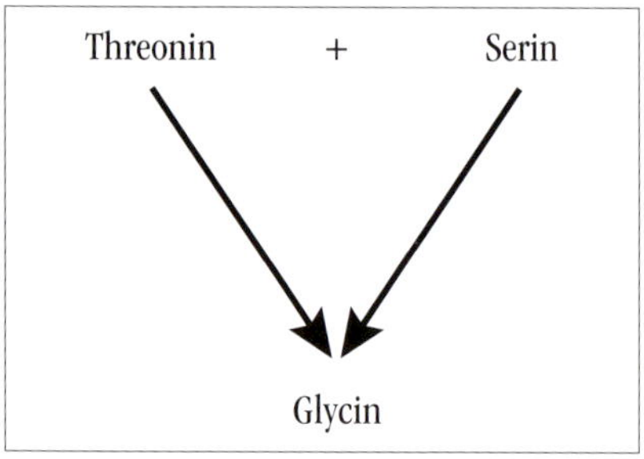

Abbildung 1:

Essentiell bedeutet, dass der betreffende Stoff nicht im menschlichen Körper hergestellt werden kann und mit der Nahrung zugeführt werden muss.

Ist eine Einteilung in nicht-essentielle und essentielle, natürliche Wirkstoffe real?

Für Aminosäuren gilt diese Einteilung nur für völlig gesunde Lebewesen, die in einer natürlichen Ökologie leben. Durch die heutige Umweltverschmutzung, die industrielle Produktion von Nahrungsmitteln, den Verzehr von Arzneimitteln und den ungesunden Lebensstil durch die Entfernung von der Natur fehlen dem menschlichen Körper häufig die nicht-essentiellen Wirkstoffe.

Gibt es Beispiele dafür?

Unter mäßig dosiertem Einfluss der Sonne produziert der menschliche Körper Vitamin D3. Selbst wenn der Mensch sich im Winter mindestens zwei Stunden im Freien aufhält, ist das noch möglich. Wenn er aber nur vor dem Bildschirm sitzt, ist keine Vitamin D-Produktion möglich. Für die

Vitamin D-Produktion benötigt der menschliche Körper Cholesterin. Nun gibt es von Wissen unbedarfte Ärzte, die den Patienten Cholesterinsenker verordnen, weil Cholesterinsenker angeblich die Arteriosklerose vermeiden sollen (niemals bewiesen). Wenn Cholesterin fehlt, kann kein Vitamin D3 im Körper produziert werden. Da viele Menschen, besonders junge, vor dem Computer oder Fernseher sitzen, statt sich im Freien zu bewegen, kann der Körper ebenfalls kein Vitamin D3 herstellen, selbst wenn ausreichend Cholesterin vorhanden ist.

So kann es allen nicht-essentiellen Wirkstoffen im menschlichen Körper ergehen. Es tritt ein Mangel an nicht-essentiellen Wirkstoffen auf. Wenn z. B. Arthrose im Kniegelenk vorhanden ist, fehlt Knorpel. Die Produktion von Knorpel im menschlichen Körper wird durch Glycin und Siliziumdioxid gewährleistet. Folglich besteht ein Mangel an diesen natürlichen Wirkstoffen, die zugeführt werden müssen.

Was geschieht, wenn ein Glycinmangel entsteht?

Da Glycin multifunktionell im menschlichen Körper wirkt, kann ein Mangel an Glycin, wie auch Mangel an anderen nicht-essentiellen Wirkstoffen, die heute weit verbreitete Multimorbidität (mehrere Krankheiten gleichzeitig) Diagnosen mit verursachen. Das Vorhandensein von nicht-essentiellen Wirkstoffen ist daher von einem gesunden Lebensstil und einer sauberen Ökologie abhängig. Das gilt es unbedingt zu beachten.

Bei welchen Folgen einer ungesunden Lebensweise sollte Glycin verwendet werden?

Beispiele:

- bei medikamentös verursachten Leberschäden
- bei alkoholbedingten Leberschäden
- bei Entzugskuren von Nikotin-, Drogen-, Alkohol- und Arzneimittelsucht
- bei Diabetes mellitus Typ 2 (Glycin kann den Blutzuckerspiegel regulieren)
- bei Störung des Fettstoffwechsels (Glycin kann z. B. Gallensäure produzieren)
- **bei permanentem Stress oder bei Stresserkrankungen**

Glycin kann die erhöhte Erregung im Gehirn wie ein Antistressfaktor senken.

Wie wirkt Glycin bei der Knorpelbildung?

Glycin restauriert Knorpeldegeneration bei Gelenkerkrankungen. Patricia de Paz Lugo vom „Cellular Metabolism Institute“ in Teneriffa verabreichte bei Untersuchungen im Rahmen ihrer Doktorarbeit 600 Studienteilnehmern zwischen 4 und 85 Jahren, die alle von einer Erkrankung des Knochenapparats betroffen waren, zusätzliches Glycin. In allen Fällen besserten sich die Symptome deutlich. „Wir schlussfolgerten daraus, dass viele degenerative

Knochenerkrankungen wie Mangelerkrankungen behandelt werden können. Sogar Schmerzmittel wurden überflüssig", berichtete Patricia de Paz Lugo. Eine tägliche Dosis von je fünf Gramm morgens und abends führte zu einer allgemeinen Besserung innerhalb von zwei Wochen bis vier Monaten. „Cellular Metabolism Institute" (Teneriffa).

Wird Glycin auch außerhalb des Medizinbereichs angewendet?

Ja, als Geschmacksverstärker mit der Bezeichnung E640 kann es den Lebensmitteln ohne Höchstmengenbegrenzung zugesetzt werden. Glycin-Puffersysteme finden in der Biochemie und Molekularbiologie bei der Proteinauftrennung Anwendung.

Was sind Aminosäuren?

Aminosäuren sind chemische Verbindungen mit einer Aminogruppe (-NH_2) und einer Carbonsäuregruppe (-COO_4 COOH), die die kleinsten Bausteine der Proteine (Eiweiße) sind.

Glycin ist die einfachste Aminosäure. Es gibt körpereigene Aminosäuren, die im menschlichen Körper selbst produziert werden und solche, die zugeführt werden müssen. Diese werden als essentielle Aminosäuren bezeichnet.

Eine Anzahl von Aminosäuren haben auch Neurotransmitterfunktionen und entfalten physiologische Wirkungen im menschlichen Nervensystem.

Aus Ketten von Aminosäuren bilden sich Peptide.

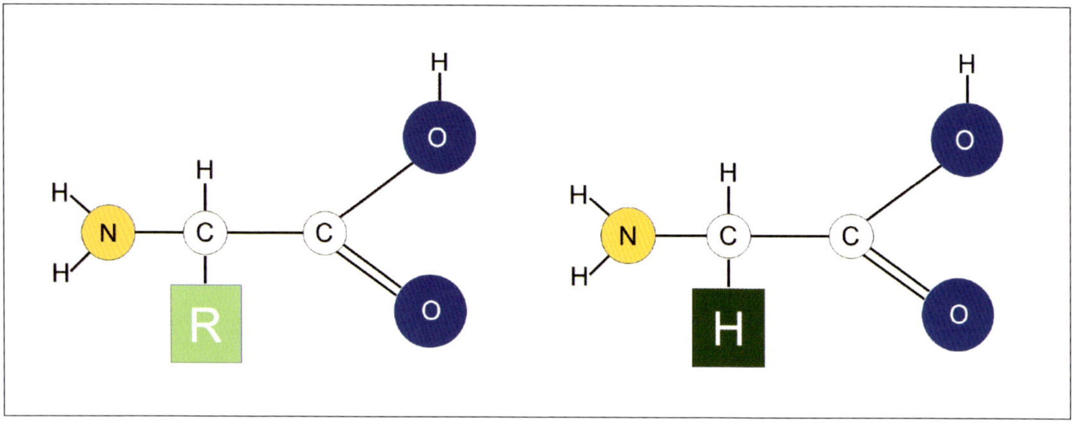

Abbildung 2:
Grundstruktur der Alpha-Aminosäuren
links: mit Aminogruppe (-NH_2) und Carbonsäuregruppe (-COOH)
rechts: Glycin, „R" wird durch „H" (Wasserstoffatom) ersetzt
„R" für Rest, für Ankopplung weiterer Atome oder Moleküle
[Hecht, unveröffentlichte Vorlesungsdokumente]

Was sind Peptide?

Verkettete oder vernetzte Aminosäuren.

Peptide sind die Zwischenstufen für die Bildung von Proteinen (Eiweißen) im menschlichen Körper. Der Aufbau von Eiweiß (Protein) vollzeiht sich wie folgt:

Aminosäuren

↓

Peptide = Ketten von Aminosäuren

↓

Proteine = Ketten und netzartige Anhäufungen von Peptiden (Polypeptide)

Peptide kommen im menschlichen Körper auch als selbständige Funktionseinheiten vor. Es gibt eine größere Anzahl von Peptiden, die wichtige Neurotransmitterfunktionen ausüben. Viele von ihnen enthalten Glycin. Die Neurotransmitter aus Aminosäuren und Peptiden werden auch als Botenstoffe (Überbringer von Informationen ins Gehirn) und als Neurohormone bezeichnet.

Die Schreibweise der Peptide erfolgt durch Abkürzung der Aminosäuren. Beispielsweise das körpereigene Morphin = Leukoendorphin, Peptid Leucin-Endorphin. Aminosäuren: Tyrosin-Glycin-Glycin-Phenylalanin-Leucin-OH, Abkürzungen dieser Aminosäuren: Tyr-Gly-Gly-Phe-Leu-OH

Was sind Neurotransmitter?

Neurotransmitter sind Informationsüberträger, die an den Synapsen der Nervenzellenfasern Informationen, z. B. Erregung von einer Nervenzelle, zur anderen übertragen. Das Wort Neurotransmitter wird vom lateinischen Wort neuron = Nerv und transmittere = übertragen/hinüberbringen gebildet.

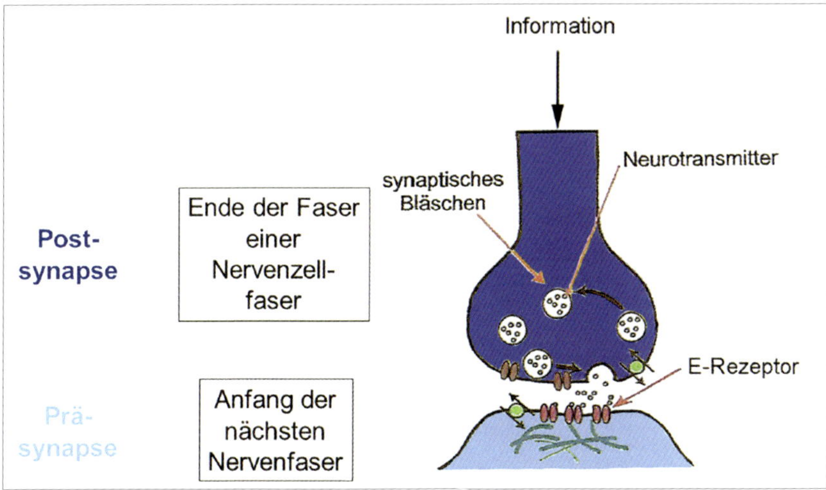

Abbildung 3: Struktur einer Synapse des Gehirns [Archiv Hecht, Vorlesungsmaterial]

Die Verbindung zwischen zwei Nervenzellen wird als Synapse bezeichnet. Sie dient der Übertragung von Informationen von einer Nervenzelle zur Anderen. Diese synaptische Transmission (Übertragung) ist für alle psychischen und Nervenleistungen des Menschen wichtig.

Wie funktioniert eine Synapse im menschlichen Gehirn?

Beschreibung der Funktion einer Synapse.

Eine Synapse wird aus dem Ende einer Nervenfaser und dem Anfang der Nächstangebundenen gebildet.

Die Synapse dient der Weiterleitung von Informationen (z. B. Erregung) von einer Nervenzelle zur Nächsten. Im Ende der Nervenfaser, das als Postsynapse bezeichnet wird, befinden sich Bläschen, in denen Transmitter (Botenstoffe, Informationsüberträger) produziert werden. Für jeden Neurotransmitter gibt es ein eigenständiges Bläschen in jeder Nervenzelle. Für Glycin wird die Bezeichnung glycinerge Nervenzelle verwendet.

Wenn die Erregung (Information) an dieser Stelle der Nervenfaser einer Nervenzelle ankommt, werden die Bläschen aktiviert und die Neurotransmitter freigesetzt. Sie bewegen sich dann zum Anfang der Nervenfaser der nächsten Nervenzelle, die als Präsynapse bezeichnet wird.

In der Präsynapse befinden sich Rezeptoren (Empfänger), die meistens für jeden Neurotransmitter spezifisch sind. Die aus dem Bläschen freigesetzten Neurotransmitter docken an die Rezeptoren an und leiten die Information (z. B. Erregung) weiter. Diese Informationsübertragung erfolgt in Millisekunden oder sogar in Mikrosekunden.

Abhängig von der Zahl der von den Neurotransmittern belegten Rezeptoren entstehen bioelektrische Ionenströme, durch die auf den Nervenfasern die Information zur nächsten Nervenzelle weitergeleitet wird.

Was kann das menschliche Gehirn leisten?

Es ist so angelegt, dass eigentlich ein gesunder Mensch niemals an Alzheimer Demenz erkranken braucht, wenn er eine natürliche gesunde Lebensweise pflegt!

Das menschliche Gehirn wiegt ca. 1,5 kg. Es enthält ca. 100 Milliarden Nervenzellen. Damit besteht die Möglichkeit ca. 10.000 Verbindungen von jeder einzelnen Nervenzelle zur anderen herzustellen. Diese funktionelle Verbindung kann in 10 verschiedenen Intensitätsstufen erfolgen. Daraus ergeben sich 100.000 Verbindungsmöglichkeiten von jeder einzelnen Gehirnzelle.

Im Gehirn werden rund um die Uhr, ständig und flexible, funktionelle Nervennetze gebildet, die unser Verhalten, unser Denken, unser Fühlen, unser Wollen, unsere Bewegung und auch unseren Schlaf gewährleisten. Nur ca. 15-30 % dieser Verbindungsmöglichkeiten werden im Leben eines gesunden Menschen genutzt.

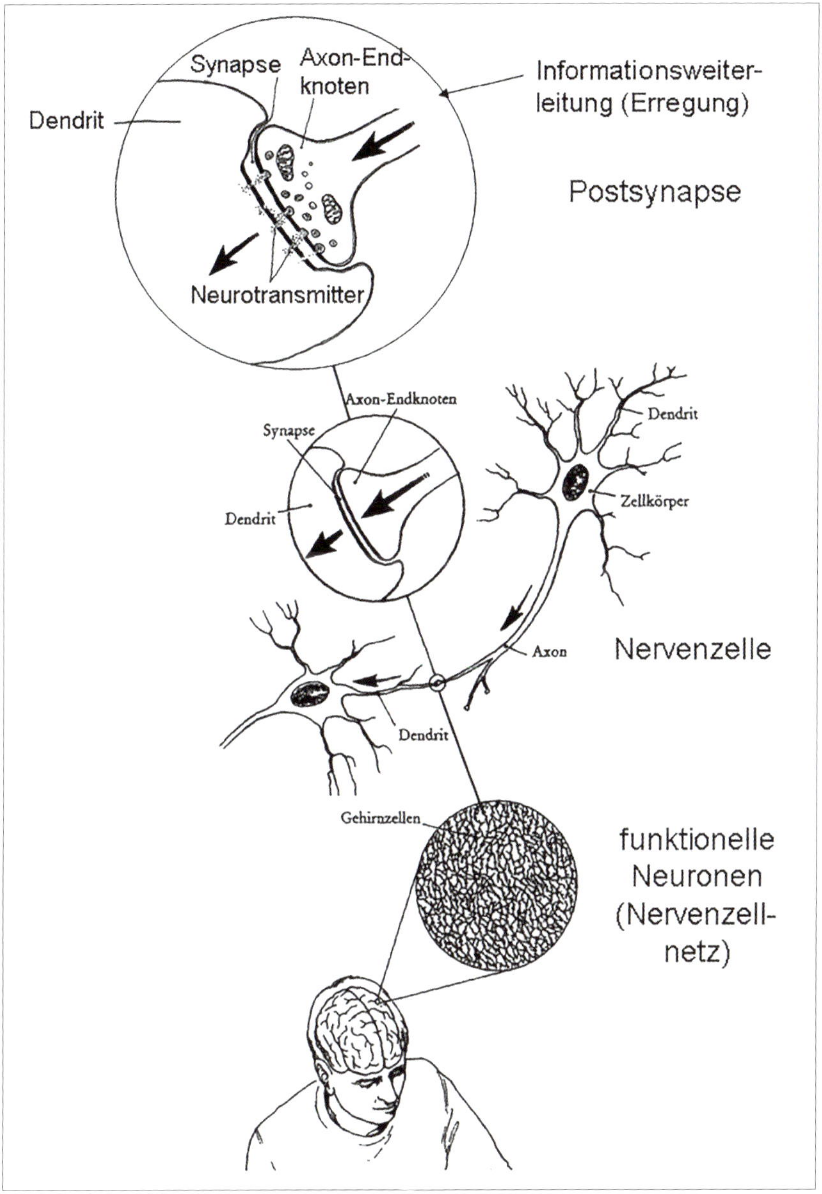

Abbildung 4:
Das menschliche Gehirn und die Gehirnzellen (Neuronen) mit Synapsen in verschiedenen Vergrößerungen [modifiziert von Hecht nach Benson 1996; Hecht 2011, Älter werden und jung bleiben, S. 21]

Nun können Sie sich vorstellen, was unser Gehirn an Gigantischem zu leisten vermag. Deshalb muss es der Mensch wie einen wertvollen Edelstein pflegen.

Es ist deshalb wichtig, dass der Mensch lernt, seine ganzen Reserven der Nervenzellen seines Gehirns zu mobilisieren, zum Beispiel für seine Gesunderhaltung.

Pflegt der heutige Mensch sein Gehirn wie einen Edelstein?

Keinesfalls! Er nimmt chemische Gifte, die als Arzneimittel bezeichnet werden und die die Funktionen der Nervenzellen und der Synapsen fehlorientieren und sogar zerstören, z. B. Sucht durch Schlafmittel, Ritalin, Stimmungsaufheller, Kopfschmerztabletten plus Gift in der Nahrung und in der Luft.

In welchen Abschnitten des Nervensystems befinden sich glycinerge Rezeptoren?

Für jeden Neurotransmitter gibt es in den Gehirnrinden, in anderen Gehirnabschnitten sowie im Rückenmark Anhäufungen von postsynaptischen Rezeptoren.

Die glycinergen Rezeptoren sind mit größeren Anhäufungen in der Hirnrinde, im Hypothalamus, im Hirnstamm, im Kleinhirn und im Rückenmark vertreten.

Das spricht für die große Bedeutung des Glycins für die multifunktionelle Regulation der im Gehirn ablaufenden Lebensprozesse.

Können die spezifischen Rezeptoren auch an andere Neurotransmitter andocken?

Diese Fähigkeit besitzt besonders das Glycin. Es kann die GABA-Rezeptoren belegen und damit die nervalen Hemmungsprozesse verstärken, z. B. um einen übermäßigen Stress zu verhindern (GABA = Gamma-Amino-Buttersäure). Das ist eine unterstützende Wirkung des Glycins für die GABA.

Glycin kann auch an den Glutamatrezeptoren andocken, um eine erhöhte Erregung zu verhindern. Das ist eine erregungsvermindernde Wirkung des Glycins.

Wieviel Neurotransmitter werden im menschlichen Gehirn produziert?

Das Gehirn stellt eine körpereigene Apotheke dar. Das Gehirn ist der Produzent von mehreren hundert Wirkstoffen (Neurotransmittern, Bioregulatoren). Beispiele:

Dopamin	Intelligenzneurotransmitter
Oxytocin	Streichel-Glücksneurotransmitter
Glycin	Antistresswirkstoff
Psychedelika	bewusstseinsverändernder Stoffe
Endorphin	Antischmerz- und Glückswirkstoff
Endovalium	beruhigungs- und schlaffördernder Wirkstoff
Cortisol	aktivierungs- und entzündungshemmender Wirkstoff
Substanz P	Regulatorfunktion

Gibt es Klassifizierungen der Neurotransmitter?

Die Neurotransmitter werden wie folgt klassifiziert

Nach körpereigenen Wirkstoffen

Biogene Amine:

- Acetylcholin
- Katecholamine
  - Noradrenalin
  - Adrenalin
  - Dopamin
- Serotonin
- Dimethyltryptamin
- Histamin

Neuropeptide:

- Endorphine und Enkephaline
- Substanz P
- Somatostatin
- Insulin
- Glucagon
- α-Endopsychosin

Aminosäuren:

- γ-Aminobuttersäure = GABA
- Glycin
- Glutaminsäure
- Asparaginsäure
- Cystein
- Homocystein

Klassifizierung nach ihren Funktionen

Die Ausgeglichenheit der Balance der Funktionen des Gehirns wird durch das systemische Zusammenwirken der aktivierenden und hemmenden Neurotransmitter gewährleistet. Dabei vollziehen sich geringe Schwankungen um den Normalbereich, so

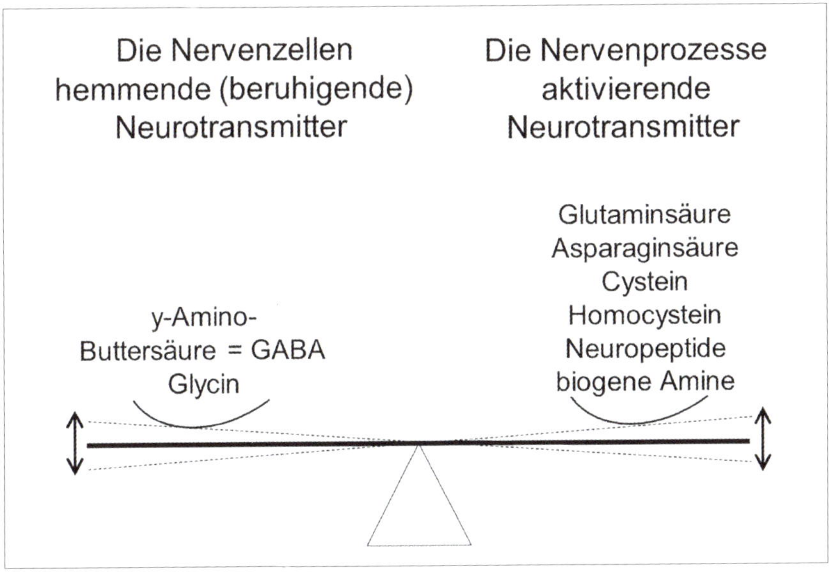

Abbildung 5: Normale Balance beider Neurotransmittergruppen [Hecht]

wie ein Mensch, der auf einem Seil geht, sein Gleichgewicht durch leichte Bewegungen sichert.

Bei chronischem Stress ist dieses Gleichgewicht durch Überwiegen der aktivierenden Neurotransmitter gestört. Das Gleichgewicht kann wieder hergestellt werden, indem zum Beispiel relaxiert wird und mikroverkapseltes Glycin zugeführt wird. Dieses hat sich in den letzten Jahrzehnten als ein effektives stressregulierendes, beruhigendes, die Nervenprozesse stärkendes Mittel erwiesen (später mehr).

In Moskau wird zum Beispiel vor Prüfungen an der Hochschule das mikroverkapselte Glycin in den Apotheken von Studenten in „Massen" gekauft, weil es die stressgestörte Transmitterbalance wieder einreguliert. Mikroverkapseltes Glycin hat keine unerwünschten Nebenwirkungen, ist **nicht** dosisbegrenzt und verfügt über eine nootrope Wirkung (Intelligenz verbessernd). Glycin ist kein Dopingmittel!

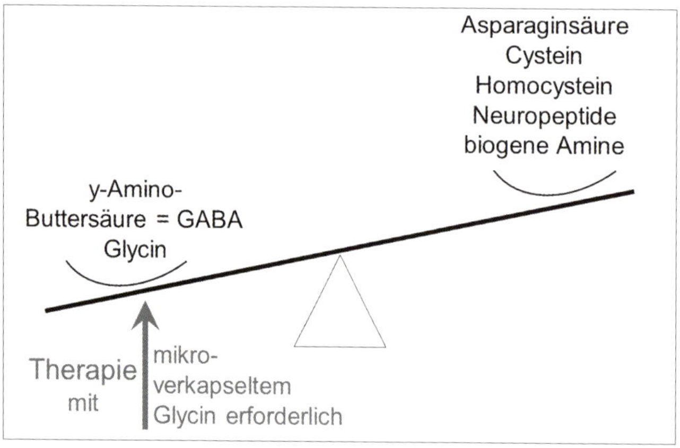

Abbildung 6: Schematische Darstellung der gestörten Balance zwischen hemmenden und aktivierenden Transmittern bei chronischem Stress [Hecht]

Was sind Bioregulatoren?

Bioregulatoren sind körpereigene Wirkstoffe, welche für das innere Gleichgewicht der Regulation im Menschen sorgen. Die wichtigsten Bioregulatoren sind:

- Neurotransmitter (Botenstoffe) verschiedener Stoffklassen, z. B.
  - Aminosäuren
  - Neuropeptide
  - biogene Amine
- Vitamine
- Mineralien (Elektrolyte)
- Enzyme
- Hormone

Diese Bioregulatoren wirken zusammenhängend für die ganzheitliche Regulation der biopsychosozialen Lebensprozesse eines Menschen. Dabei wirken sie mit ihren Multifunktionen ausgerüstet durch Interaktionen ganzheitlich (systemisch). Glycin erfüllt zum Beispiel bei der Bildung von Knorpel eine funktionelle Kooperation mit dem Mineral Siliziumdioxid (Kieselsäure).

Welche Neuropeptide enthalten Gylcin?

1. **Leucin-Endorphin (Neurotransmitter)**
   Tyrosin-**Glycin-Glycin**-Phenylalanin-Leuzin-OH
   Übliche Schreibweise: Tyr-**Gly-Gly**-Phen-Leu-OH
2. **Substanz P**
   Arg-Pro-Lys-Pro-Glu-Glu-Phe-Phe-**Gly**-Leu-Met-NH_2

3. **Deltaschlafinduzierendes Peptid (DSIP)**
   Trp-Ala-**Gly**-**Gly**-Asp-Ala-Ser-**Gly**-Glu-NH_3
4. **Gluthathion(Tripeptid)**
   besteht aus Gluthaminsäure, Cystein und Glycin. Schreibweise: Glu-Cyst-**Gly**

Glycin ist maßgeblich an der Synthese des Tripeptids Glutathion beteiligt.

Die Aktivierung der Glutathionsynthese führt zur Hemmung des oxidativen Stresses.

Was kann der Neurotransmitter Endorphin?

Endorphin enthält fünf Aminosäuren, darunter zwei Glycinmoleküle. Endorphin hat im menschlichen Organismus folgende Funktionseigenschaften:

- antidepressive Wirkung
- Steigerung der Sinnesleistung (Sehen, Riechen)
- Verlangsamung der Atmung
- Beruhigung des Darms
- Wahrnehmungserweiterung
- Schlafförderung
- Schmerzhemmung
- Beruhigung
- Angstverminderung
- wohlig-glückliche Stimmung

Kann das Endorphin aktiviert werden?

Ja, durch:

- Autogenes Training
- Yoga
- Meditation
- aktives Imaginieren
- rhythmisches Atmen
- Visualisierung
- Lachtherapie
- Körperbewegung
- Wandern
- Joggen
- Tanztherapie
- ekstatische Tänze
- ZaZen-Übungen

Welche Beziehungen bestehen zwischen Glycin und Glutathion?

1. Glycin ist maßgeblich an der Biosynthese des Glutathions im menschlichen Körper beteiligt.
2. Glycin ist Bestandteil des Tripeptids Glutathion.
   Glutathion enthält die Aminosäuren Gluthaminsäure (Glu), Glycin (Gly) und Cystein (Cyst).

Als schwefelhaltiges Tripeptid wird es in der Leber gebildet. Es ist ein körpereigenes wichtiges Antioxidanz und ein wichtiger Enzymfaktor.

Glutathion kommt in der Leber und in den Erythrozyten (roten Blutkörperchen) besonders hoch konzentriert vor. Es ist aber in fast allen Zellen enthalten.

Was kann Glutathion?

Es

- schützt gegen Zellalterung

- bindet freie Sauerstoffradikale und verhindert oxidativen Stress
- schützt vor Diabetes mellitus
- stärkt das Immunsystem und damit die Resistenz (Widerstandskraft, z. B. gegen Infekte)
- verbessert schlechte Qualität der Spermien (Samenzellen)

Glutathion wird unter normalen Lebensbedingungen im menschlichen Körper selbst produziert.

Was ist Substanz P

Substanz P ist ein Neuropeptid mit 11 Aminosäuren. Eine davon ist Glycin.

Substanz P (= Power) wurde 1931 von dem schwedischen Pharmakologen Ulf Svante von Euler und dem englischen Physiologen John Gaddum entdeckt. Die erhielten dafür den Nobelpreis.

Substanz P ist ein multifunktionelles Neuropeptid. Sie wird im menschlichen und tierischen Organismus selbst gebildet und kommt vor allem im Gehirn, im Bauchgehirn und in den sympathischen Ganglien (Nervenzellanhäufungen) im Auge in höheren Konzentrationen vor.

Von dem deutschen Pharmakologen Peter Oeme und dem deutschen Physiologen Karl Hecht wurde im Zusammenhang mit Stressprozessen eine ganzheitliche Regulationsfunktion der Substanz P beschrieben. Sie bezeichneten diese Substanz P als „Regulid“.

Substanz P besteht aus folgenden 11 Aminosäuren:

Arg-Pro-Lys-Pro-Gln-Gln-Phe-Phe-**Gly**-Leu-Met-NH_2

Stress reduzierend ⟵⟶ Stress induzierend

Arg	= Argenin	Gly	= Glycin
Pro	= Prolin	Leu	= Leuzin
Lys	= Lysin	Met	= Methionin
Gln	= Glutamin	Phe	= Phenylalanin

Die stressregulierende Funktion vollzieht sich intramolekular. Das heißt, die ersten vier Aminosäuren wirken stressreduzierend, die anderen sieben Aminosäuren wirken stressinduzierend (Stress erzeugend).

Nach dem Prinzip der chinesischen Medizin befindet sich innerhalb des Substanz-P-Moleküls die Yin-Yang-Funktion. Diese Funktion wurde von Oehme und Hecht vielfach beschrieben [Oehme et al 1981; Oehme und Hecht 2017, 2002].

Welche besonderen regulativen Eigenschaften hat Substanz P?

Substanz P reguliert die Körperprozesse, indem erhöhte Funktionen gesenkt werden

Schlafstörungen, gestörter Rhythmus des Schlafprofils

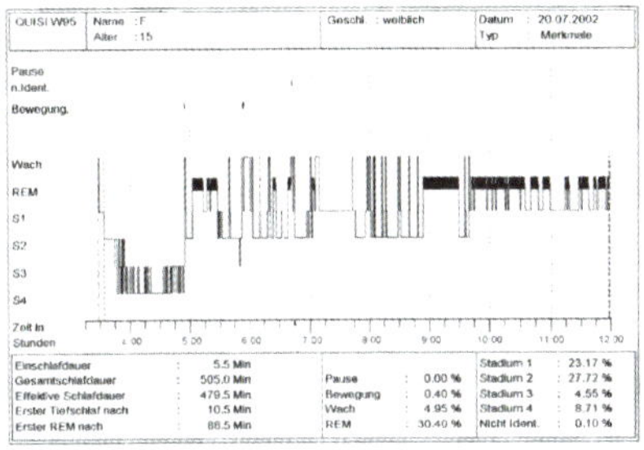

4 Tage SP intranasale Applikation von Substanz P

Rhythmus wieder hergestellt mit Substanz P

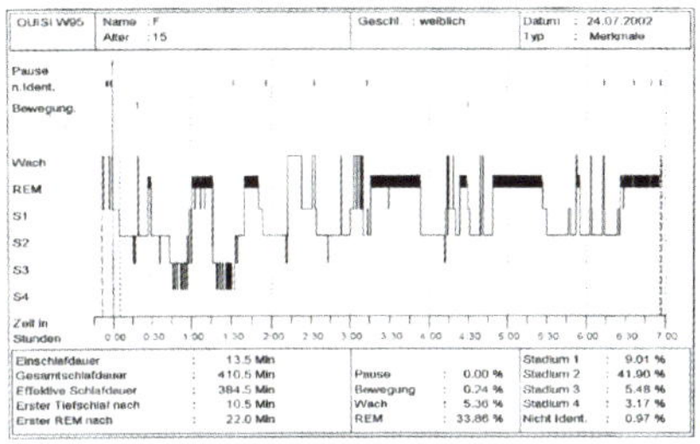

Abbildung 7:
Schlafprofil einer Patientin mit Schlafstörungen
links: Vor der Applikation mit Substanz P. Der typische REM-Zyklus ist gestört und nicht nachweisbar
rechts: Dieser Patientin wurde an vier aufeinander folgenden Tagen Substanz P in flüssiger Form durch Einträufeln in die Nase (intranasal) verabreicht. Die REM-Zyklen sind nach dieser kurzen Applikation von Substanz P nahezu vollständig wieder hergestellt.
[Hecht Archiv]

und abgesunkene Funktionen erhöht werden. Dies wird zum Beispiel beim Blutdruck, der Schmerzschwelle und bei der motorischen Aktivität nachgewiesen.

Substanz P erwies sich als ein natürlicher, stressregulierender Wirkstoff. Eigentlich sollte jedes Arzneimittel diese Funktion besitzen. Arzneimittel sind nur einseitig profitabel: Anstieg oder Senkung der Funktion. Das widerspricht der Natur, die sich rhythmisch regulierend zeigt. Das konnten Hecht und Oehme auch bei dem elektrophysiologischen Schlafprofil zeigen. Das mikroverkapselte Glycin hat ähnliche Wirkeigenschaften.

Das Schlafprofil der Schlafgestörten formiert unter der Wirkung dieses Neuropeptids die typischen REM-Zyklen schon nach vier Applikationstagen in seinem normalen Rhythmus. Das vermag kein klassisches Schlafmittel. Substanz P hat keine unerwünschten Nebenwirkungen. Diese Untersuchungen wurden im Schlaflabor der Berliner Charité durchgeführt. Folglich hat Substanz P auch einen rhythmisierenden Effekt auf die rhythmisch ablaufenden Körperprozesse zu verzeichnen.

Substanz P hat noch eine weitere, der Natur entsprechende Wirkung. Die Dosis-Wirkungskurve verläuft nach einer Hyperbelform. Das bedeutet: Wenn ein natürlicher, den Körperfunktionen entsprechender Effekt erreicht wird, werden jegliche Dosiserhöhungen gehemmt. Die Wirkung wird so gesteuert, wie es den natürlichen Funktionen des Gehirns entspricht. Ähnliche Effekte hat auch das mikroverkapselte Glycin.

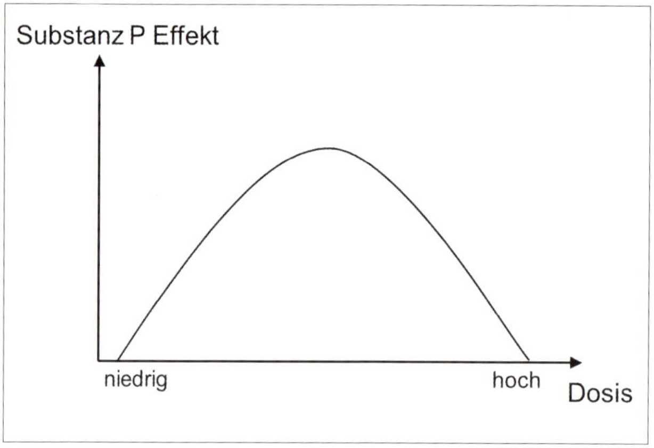

Abbildung 8: Dosis-Wirkungskurve der Substanz P-Effekte. Sie verlaufen in einer Hyperbelform. [Hecht Archiv]

Substanz P kann folglich nicht überdosiert werden. Es hat auch keine unerwünschten Nebenwirkungen. Die gleiche Eigenschaft besitzt auch das mikroverkapselte Glycin.

Sind wirkungsvolle Effekte des mit hoher Dosis peroral applizierten Glycins bei schlafgestörten Menschen möglich?

Die von uns erzielten Ergebnisse zur Schlafregulierung und Schlafförderung konnten von japanischen Schlafmedizinern der Universität Tokyo mit hohen Dosen Glycin (3,0 g/Tag), peroral eingenommen, nachgewiesen werden. Diese Ergebnisse mit hohen Dosen Glycin wurden sowohl mittels subjektiver Parameter [Inagawa et al. 2000] als auch mittels Schlafpolygraphie-Schlaflabor [Yamadera et al. 2007] erzielt werden. Diese japanischen Schlafmediziner berichten, dass sich die Schlafqualität und die Schlafeffektivität durch Glycin verbessert und dass die zuvor bestehende Tagesmüdigkeit reduziert bzw. beseitigt wurde.

Fazit: Glycin präsentiert sich als ein schlafregulierendes und schlafförderndes Naturmittel ohne unerwünschte Nebenwirkungen und ohne Suchtpotential.

Das mikroverkapselte, sublingual eingenommene Glycin erreicht diesen Effekt in niedrigen Dosierungen, das peroral (über den Verdauungskanal gehende) verabreichte Glycin benötigt hohe Dosen (3,0 g/Tag).

Schlussfolgerung:

Das Glycin sollte aus meiner Sicht, bei richtiger Applikation, alle klassischen Schlafmittel ersetzen können und ohne unerwünschte Nebenwirkungen und ohne die Gefahr süchtig zu werden breite Anwendung finden. Wenn die Humanmedizin wirklich im Sinne von Hippokrates den Patienten keinen Schaden zufügen möchte und Schlafstörungen beheben will, dann sollte auf die

klassischen Schlafmittel verzichtet und dafür Glycin eingesetzt werden.

Gibt es weitere Wirkungsähnlichkeiten zwischen Substanz P und Glycin?

Es soll hier schon vorab erwähnt werden, dass das mikroverkapselte Glycin ähnliche Effekte erzeugt wie die Substanz P. Das betrifft vor allem den Einfluss auf die rhythmisch ablaufenden weiteren Funktionen, z. B. die Normalisierung der REM-Zyklen im elektrophysiologischen Schlafprofil. Man könnte deshalb dem Glycin auch die Bezeichnung „Regulid" verleihen, wie der Substanz P. Aber Glycin kann noch viel mehr.

Warum ist die Substanz P heute wenig bekannt?

Die Substanz P-Forschung musste leider 1990 nach der Vereinigung Deutschlands zwangsweise eingestellt werden, weil die Pharmaindustrie und die Politik daran kein Interesse hatten. Das ist schade. Siehe Interview des Vorsitzenden des

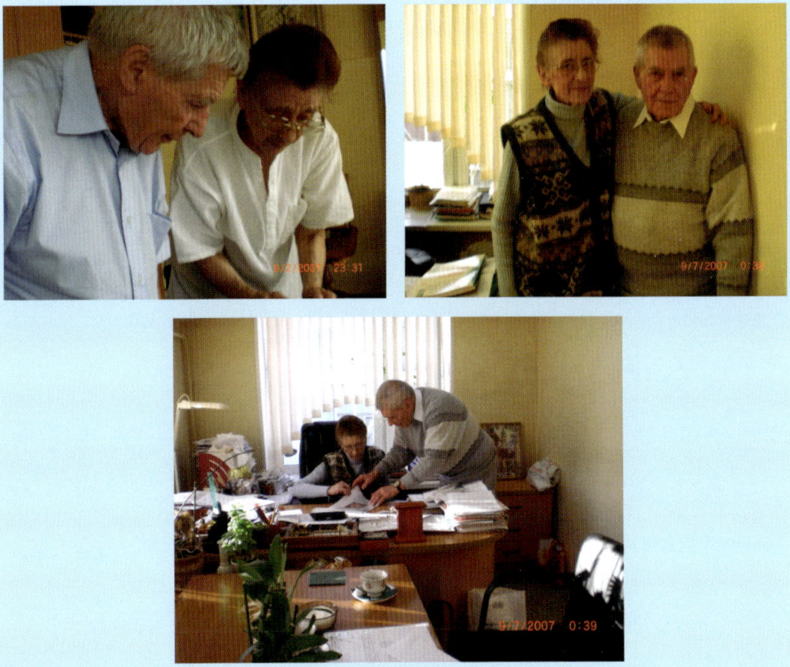

Abbildung 9:
Prof. Irina Komissarova und Prof. Dr. Karl Hecht im Arbeitszimmer der Leiterin des wissenschaftlichen und Produktionskomplexes in Moskau zu verschiedenen Zeiten (Archiv Hecht)

wissenschaftlichen Rats der Bundesrepublik, Prof. Dr. Dieter Simon in der Berliner Zeitung, 28.01.1993: „Die Wissenschaft hat sich selbst amputiert“, „Dieter Simon bedauert verpasste Chancen für den Westen.“

Anlässlich des 80sten Geburtstags von Peter Oehme 2017 wurde die Substanz-P-Forschung von internationalen Wissenschaftlern im Rahmen eines Symposiums gewürdigt. Außerdem ist ein Artikel P. Oehme, K. Hecht „Reflektionen zur Substanz-P-Forschung“ erschienen [2017].

Da Karl Hecht Mitte der 90er Jahre des vergangenen Jahrhunderts von der Glycinforschung der russischen Biochemikerin und Kinderärztin Prof. Irina Komissarova erfuhr, nahm er Kontakt zu der Moskauer Institution „Wissenschaftlicher Forschungs- und Produktionskomplex Biotiki“ auf und hat in einer Forschungskooperation als firmenunabhängiger Wissenschaftler mit Irina Komissarova auf dem Gebiet der Glycinforschung bis zu deren Tod im Jahr 2011 zusammengearbeitet.

Glycin, ein Neuropsychopharmakon?

Nein, keinesfalls, aber ein Nootropikum.

In folgender Tabelle werden die Wirkeigenschaften von Glycin als Nervenprozesse regulierende Substanz und Psychopharmakon verglichen.

Tabelle 1: Vergleich der nootropen Wirkung von Glycin und neuropsychotropen Pharmaka, [modifiziert nach Dyachkova und Savina [2003]]

Wirkungen, Indikationen	Neuropsychopharmaka	Glycin
Sedierung	stark	sanft, unauffällig
Interaktion mit Alkohol	Verstärkung	Abschwächung
Abhängigkeitspotential	vorhanden → stark vorhanden	keines
psychophysiologische Reaktionsgeschwindigkeit	vermindert	gesteigert
intellektuelle Arbeitsfähigkeit	Abschwächung	Steigerung
Applikation an Fahrzeugführer und Dispatcher	nicht empfohlen	unbedingt indiziert
Veränderung des sedativen Effekts durch Dosiserhöhung	Zunahme	keine Veränderung
Integration in den Hirnmetabolismus	keine	vollständig
unerwünschte Arzneimittelwirkungen (UAW)	vielfältige	keine
Schwangerschaft	keine Indikation, verboten	unbedingt indiziert
Neugeborene	keine Indikation, verboten	unbedingt indiziert
Frühgeburten	keine Indikation, verboten	unbedingt indiziert
Einnahmedauer	stark eingeschränkt	uneingeschränkt

Was ist ein Nootropikum?

Ein Nootropikum ist ein Wirkstoff, der die Hirnleistung optimiert und stabilisiert. Das führt zur Erhöhung der intellektuellen Leistungen, z. B. des Denkens, des Gedächtnisses, der Kreativität, der Konzentration und Aufmerksamkeit.

Ein Nootropikum erhöht die geistige Arbeitsfähigkeit und Reaktionsfähigkeit. Das sind typische Eigenschaften der Wirkung des mikroverkapselten Glycins, das keine unerwünschten Nebenwirkungen hat und keine Dosisbegrenzung ausweist. Es ist reine Natur und kann an Kinder appliziert werden.

Noos (altgriechisch) = Verstand, Vernunft, Intellekt, Kreativität

Was ist die nootrope Wirkung des mikroverkapselten Glycins?

Glycin als Nootropikum mit physiologischer Wirkung

- verbessert die Hirnleistung (z. B. Gedächtnis, Konzentration, Aufmerksamkeit).
- wirkt beruhigend. Der beruhigende Effekt wird in einer schwachen, ausgleichenden, psychoemotionellen Reaktion reflektiert.
- bewirkt Senkung der Erregungszustände, z. B. der Reizbarkeit, der Aggressivität, der Konflikt- und Streitsucht.
- führt bei gesteigerter Rindenaktivität des EEG (Betawellen) eine Synchronisation der neurobioelektrischen Prozesse (Alphawellen) herbei.
- hat einen Alpha1-adrenolytischen Effekt und schützt die Zellverbände vor überschüssiger Katecholaminfreisetzung. Daher resultiert ein Antistresseffekt.
- zeigt keine Abhängigkeit (kein Suchtpotential), keine Entzugserscheinungen beim Absetzen nach längerer Applikation, potenziert nicht den Alkoholeffekt und den Effekt anderer psychotroper Pharmaka und ruft keine Muskelrelaxation hervor.
- vermag dagegen das Entzugssyndrom bei der Therapie von Alkoholismus, Arzneimittel- und Drogenabhängigkeit zu mindern.

[Dyachkova und Savina 2006; Komissarova und Nartsissov 1997; Dyachkova et al. 1996; File et al. 1999]

Was sind neurotrope und/oder psychotrope Pharmaka?

Neuro- bzw. psychotrope Pharmaka, auch als Neuropsychopharmaka sind Wirkstoffe (häufig verschreibungspflichtig durch einen Arzt), die in die Gehirnfunktionen unphysiologisch eingreifen und größtenteils ein Suchtpotential ausweisen. Sie lösen keine natürlichen Gehirnprozesse aus und wirken häufig wie Narkotika. Sie sind dosisbegrenzt und haben zahlreiche unerwünschte Nebenwirkungen, die auf dem Beipackzettel als eine lange Liste erscheinen. Dazu gehören zum Beispiel:

- Antidepressiva
- Neuroleptika

- angstlösende Arzneimittel
- Beruhigungsmittel
- Schlafmittel
- Antischmerzmittel

Die Einnahmedauer wird häufig sehr kurz empfohlen, aber häufig von Ärzten und Patienten nicht beachtet. Dadurch entsteht Arzneimittelsucht (neurotrop = auf die Nervenprozesse wirkend; psychotrop = auf die psychischen Prozesse wirkend). Diese Wirkstoffe wirken zerstörend auf die Hirnfunktionen.

Warum stehen Psychopharmaka von einem Teil der Ärzte in der Kritik?

Die Verordnung von psychotropen Pharmaka steht heute unter Kritik, weil häufig der Schaden größer ist als der Nutzen. Das veranlasste 2006 die Bundesärztekammer, in Zusammenarbeit mit der Arzneimittelkommission der deutschen Ärzteschaft, einen Leitfaden für die ärztliche Praxis mit dem Titel: „Schädlicher Gebrauch und Abhängigkeit“ herauszugeben. In dieser Schrift wird eingeschätzt:

„Das dem praktischen Arzt zur Verfügung stehende geringe Zeitbudget für jeden Patienten und ca. 10.000 Verschreibungspflichtige Arzneimittel sowie ein unübersichtlicher Medikamentenmarkt erschweren das ärztliche Handeln erheblich.“

In diesem Leitfaden der Bundesärztekammer [2006] wird festgestellt, dass folgende Patientenbeschwerden zu Verordnungen von „psychotropen Medikamenten“ verleiten, „ohne dass eine Indikation vorliegt“.

Aus meiner Sicht sollte hierzu auch die depressive Symptomatik hinzugefügt werden. Die Verordnungen von Antidepressiva stehen in der letzten Zeit unter starkem Kritikdruck, weil die Wirkstoffe bei leichten Depressionen mehr schaden als nutzen [Lohse und Müller-Oerlinghaus 2009]. Lohse und Müller-Oerlinghaus unterziehen auch in dem von Schwabe und Pfaffenrath [2009] herausgegebenen „Arzneimittelreport 2009“ die Psychopharmaka sowie Sedativa

Tabelle 2: Psychische und körperliche Symptome, die durch längere Einnahme von Neuro-psychopharmaka ausgelöst werden können

Psychische Symptome	Körperliche Symptome
Überforderungs- und Überlastungsgefühle	Schwindel
Schlafstörungen	Herzrasen
ständige Müdigkeit und Erschöpfung	unspezifische Magen-Darmprobleme
Unruhe und Nervosität	diffuse Schmerzsymptome ohne organische Ursache
Ängste	„vegetative Beschwerden“
Niedergeschlagenheit	
sorgenvolles Grübeln	

und Hypnotika einer sachlichen Kritik mit Handlungsempfehlungen an die Ärzte.

Dem Leitfaden der Bundesärztekammer [2006] ist des Weiteren zu entnehmen, „dass etwa jeder zwanzigste Bundesbürger akut von einer Medikamentenabhängigkeit oder von Missbrauch von Medikamenten mit Suchtpotential betroffen ist. Hinzu kommen Personen, die suchtauslösende rezeptfreie Arzneimittel missbrauchen und somit schwer zu erfassen sind".

Sind Neuroleptika auch psychotrope Pharmaka?

Ja, sogar starke mit sehr gesundheitsschädigenden Nebenwirkungen. Neuroleptika werden in der Psychiatrie eingesetzt. Sie sollen Erregungszustände vermindern. In Fachkreisen nennt man die Neuroleptika „die chemische Zwangsjacke".

Leider werden Neuroleptika auch leichtfertig und unbegründet bei Migräne, Schlafstörungen, Magenbeschwerden und ähnlichen Leiden, die keine Psychosen sind, eingesetzt. Die Neuroleptika haben bei längerer permanenter Anwendung verheerende unerwünschte Nebenwirkungen, die als Robotersyndrom bezeichnet werden, weil sie persönlichkeitszerstörend wirken.

Welche Symptome hat das Robotersyndrom?

Robotersyndrom:

- emotionell-geistige Abstumpfung
- Gefühlsleere, Teilnahmslosigkeit
- Depression (mit Selbstmordgedanken)
- Hilflosigkeitssyndrom
- Angstzustände
- Vergesslichkeit, Gedächtnisschwund

Vegetative Symptome:

- Herz-Kreislauf-Störungen
- hormonelle Störungen
- Potenzverlust
- Gewichtszunahme
- Verminderung weißer Blutkörperchen

Morbus-Parkinson-Symptome:

- Zittern
- kleiner Schrittgang
- Bewegungsstörung
- Beweglichkeitseinschränkung
- Muskelverspannung (Starre)

Warum wird die Applikation von Neuroleptika als Pharmaskandal bezeichnet?

Die Applikation von Neuroleptika wurde als größter Pharmaskandal des 20. Jahrhunderts auf dem Weltkongress für Psychiatrie 1985 in Brighton bezeichnet und als Ergebnis mitgeteilt. „25 Millionen Menschen weltweit haben durch Neuroleptika verursachte verheerende, häufig unheilbare, gesundheitliche Dauerschäden."

Aussage eines Neuroleptika-Patienten 1985: „Ich bin ein lebender Toter. Ich kann kein Buch lesen, nicht einmal fernsehen, denn ich habe kein Gedächtnis."

1981: Oberlandesgericht Hamm (Akte OLG Hamm 3 U 50/81) „Neuroleptische

Dopaminblocker haben eine persönlichkeitszerstörende Wirkung."

Wenn man die Medizin noch als Humanmedizin bezeichnen möchte, müssen die Neuroleptika verboten werden.

Kann Glycin die Neuroleptika ersetzen?

Ja, viel besser und ohne unerwünschte Nebenwirkungen! Einige Studien um das Jahr 2000 zeigten, dass hohe Dosen Glycin, peroral appliziert, die Symptomatik von schizophrenen Patienten reduzieren zu vermögen. Eine von Erins et al. [2000] placebokontrollierte Studie an 27 schizophrenen Patienten, bei denen im Rahmen der Therapie Clozapine täglich mit 30 g Glycin peroral 6-8 Wochen lang appliziert wurde, zeigte eine statistisch gesicherte Reduzierung der schizophrenen Symptomatik. Glycin hatte in dieser hohen Dosis keine negativen Nebenwirkungen. Die Autoren schlussfolgern, dass die Therapie von Patienten mit herkömmlicher Therapie durch den Zusatz von hohen Dosen Glycin beträchtlich effektiver verlaufen kann.

Über ähnliche Ergebnisse berichten auch Heresco-Levy et al. [1999] und Potkin et al. [1999]. Sie konnten mit hohen Dosen Glycin die Symptome bei Patienten mit Schizophrenie beträchtlich vermindern, ohne negative Nebenwirkungen.

Glycin hat dabei keine persönlichkeitszerstörende Wirkung!

Welche Eigenschaften sollten Arzneimittel haben, die heilsam auf das Nervensystem und die Psyche wirken?

Diese ernste Situation der verheerenden Wirkungen von Psychopharmaka gibt Anlass zur Suche nach natürlichen Wirkstoffen, die sich in den physiologischen Stoffwechsel adäquat einschalten können und somit nebenwirkungsfrei sein müssen. Eine derartige Klasse von Wirkstoffen muss aus meiner Sicht mindestens folgende Bedingungen erfüllen:

Ein zugeführter Wirkstoff

- soll die Regulationsstabilität der neuropsychophysiologischen Funktionen uneingeschränkt gewährleisten.
- soll die rhythmischen Prozesse der verschiedensten Körperfunktionen aufrechterhalten oder im pathologischen Fall wiederherstellen.
- soll die Lebensqualität dauerhaft steigern und die volle Arbeitsfähigkeit ohne jegliche Einschränkung sichern.
- soll in die molekulare metabolische Regulation integriert werden und auch Triggereigenschaften (Stimulierung von physiologischen Prozessen) besitzen.
- darf keine toxische Wirkung entwickeln und keine Arzneimittelsuchtwirkungen verursachen.
- darf keine Störungen während der Embryonalentwicklung zur Folge haben.
- darf keine negativen nutropharmakologischen Eigenschaften ausweisen (d. h.

keine negativen Interaktionen mit Nahrungsmitteln eingehen).

- darf keine negativen Interaktionen mit anderen Wirkstoffen entwickeln.
- darf keine unerwünschten Nebenwirkungen haben (keine UAW: unerwünschte Arzneimittelwirkungen).
- soll die Fähigkeit besitzen, toxische Stoffe und deren Wirkungen im Organismus zu neutralisieren.
- darf die Fähigkeit von Fahrzeuglenkern in keiner Weise einschränken.
- darf nach abruptem Absetzen nach längerer Applikation keine Entzugserscheinungen nach sich ziehen.

Eine Überprüfung der klassischen neurotropen und psychotropen Pharmaka anhand derer „Beipackzettel" ergibt, dass keiner von diesen Wirkstoffen die angeführten Anforderungen erfüllt.

Kann Glycin den Anforderungen an einen Wirkstoff, der psychische und Nervenerkrankungen heilen soll, gerecht werden?

Ja, Glycin ist ein Bioregulator in neuropsychophysiologischen Prozessen. Das auch als Uraminosäure bezeichnete Glycin kann diesen Anforderungen gerecht werden. Glycin hat keine Nebenwirkungen und kann nicht überdosiert werden.

Glycin sowie sein Natriumsalz sind in der EU als Lebensmittelzusatzstoff unter der Nummer E 640 ohne Höchstmengenbeschränkung für Lebensmittel allgemein zugelassen, gesundheitliche Auswirkungen sind nicht bekannt.

Glycin hat keine unerwünschten Nebenwirkungen. Es kann Kindern und Schwangeren verordnet werden und es kann nicht überdosiert werden.

Glycin ist ein gutes Antistressmittel und kann den Körper entgiften. Das gilt vor allem, wenn es als mikroverkapseltes Glycin appliziert wird. Dazu liegen viele Studien vor.

Welche wesentliche natürliche Wirkung kann Glycin im menschlichen Gehirn auslösen?

- Steigerung des Hirnstoffwechsels
- Hemmung von Übererregbarkeit
- Verbesserung der Denkleistung
- Verbesserung des Gedächtnisses
- Verbesserung des Schlafs
- Rhythmusgestaltung – „innere Uhr"
- Aufbau von Peptiden und Proteinen
- schlafregulierend
- Aktivierung des Glycins im Körper des Menschen durch motorische Aktivitäten (Sport, Tanzen, Wandern, Joggen, Waldwandern)

Wo findet die Rezeptorenfunktion des Glycins im menschlichen Gehirn statt?

Glycin und GABA Gamma-Amino-Buttersäure sind die wichtigsten inhibitorischen (hemmenden) Transmitter im Zentralnervensystem (ZNS). Sie verhindern eine Übererregung und bieten dem ZNS einen wichtigen Schutz. Glycin hat außerdem eine adrenolytische und somit sympathikolytische Wirkung.

Der Effekt von Glycin als Neurotransmitter soll besonders im Rückenmark ausgeprägt sein, wo eine postsynaptische Hemmung der Aktivität der Motoneurone erfolgt.

Glycin übt auch im Zwischengehirn und in den retikularen Formationen eine regulative Funktion bei den Hemmungsneuronen aus.

Im Gehirn ist eine besondere Dichte an Glycinrezeptoren zu verzeichnen. Das betrifft die Großhirnrinde (Neokortex), das Striatum, die Hypothalamuskerne und das Stammhirn sowie die Bahnen von der Stirnhirnrinde zum Hypothalamus und zum Kleinhirn (Cerebellum).

Wie viel Glycin kann der menschliche Körper täglich produzieren?

Ein erwachsener, gesunder Mensch kann täglich 4-10 g körpereigenes Glycin herstellen.

Mikroverkapseltes Glycin sublingual appliziert (unter die Zunge gelegt) kann die körpereigene Produktion des Glycins anregen und natürlich verstärken.

Hat Glycin „Mitspieler“ und „Gegenspieler“ bei seinen Wirkungen im Gehirn und im menschlichen Körper?

Mitspieler werden als Agonisten bezeichnet. Gegenspieler als Antagonisten.

Agonisten an Glycinrezeptoren sind GABA sowie die Aminosäuren Beta-Alanin und Taurin, etwas weniger stark wirksam sind Serin und Prolin.

Antagonistisch wirkt an den Glycinrezeptoren das Strychnin. Veränderungen der glycinergen Neurotransmission werden mit neurodegenerativen Erkrankungen in Verbindung gebracht, die vor allem durch motorische Störungen charakterisiert sind. Zum Beispiel findet man bei amyotropher Lateralsklerose eine ausgeprägte Reduktion von Glycinbindungsstellen im Vorderhorn des Rückenmarks.

Was ist eine amyotrophe Lateralsklerose (ALS)?

Amyotrophe Lateralsklerose ist eine sehr schwere Erkrankung, bei der Glycin-Neurotransmission an die Synapsen absolut gestört ist.

Glycin ist außerdem ein allosterischer Agonist der Glutaminsäure an den Glutamatrezeptoren (NMDA-Rezeptoren). (Abbildung 9)

Durch die spezifische Verbindungsmöglichkeit vermag Glycin die Fähigkeit von Glutamat und Glutamatrezeptoren zu beeinflussen. Auf diese Weise kann Glycin das Schmerzgedächtnis verhindern.

Die amyotrophe Lateralsklerose (ALS) wird bisher als eine nicht heilbare degenerative Erkrankung des motorischen Nervensystems eingeschätzt. Das Degenerieren der ersten Motoneurone führt zu einem erhöhten

Muskeltonus (spastische Lähmung). Die Schädigung der zweiten Motoneurone führt zu zunehmender Muskelschwäche (Parese bis Plegie), die mit Muskelschwund einhergeht. Dies führt zu einer fortschreitenden Einschränkung bei den Aktivitäten des täglichen Lebens und endet im Rollstuhl.

Mikroverkapseltes Glycin zur sublingualen Einnahme hat leider bisher in der Therapie der ALS keinen Platz gefunden. Studien mit Glycin sind dringend notwendig.

Was ist Schmerzgedächtnis?

Zum Verständnis einige kurze Bemerkungen zum Schmerzgedächtnis. Wenn jemand längere Zeit starke Schmerzen hat, bildet sich ein Schmerzgedächtnis. In diesem Fall hat der Betreffende noch Schmerzen, wenn die Ursache des Schmerzes beseitigt ist. Seit Jahrhunderten ist der Phantomschmerz bekannt. Wenn z. B. ein Mensch starke Schmerzen im großen Zeh hatte und der Zeh oder der gesamte Unterschenkel amputiert wurde, bleibt der starke Schmerz weiter bestehen. Der Schmerz reflektiert sich vom Gehirn aus, wenn sich ein Schmerzgedächtnis gebildet hat. In der Medizin wird daher strengstens darauf geachtet, dass bei Patienten die Schmerzen haben, die Bildung eines Schmerzgedächtnisses verhindert wird, z. B. durch schnelle Bekämpfung des Schmerzes.

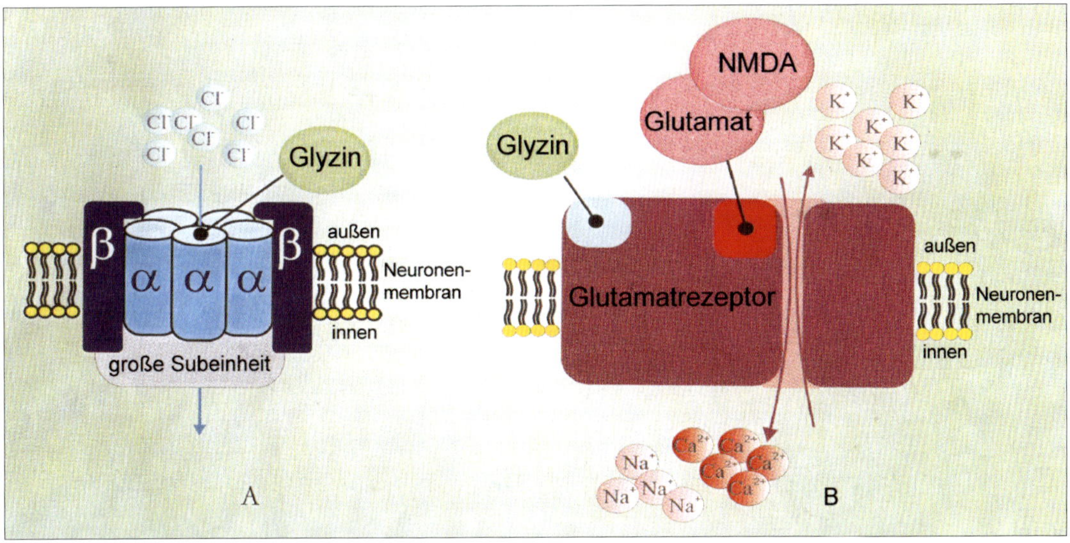

Abbildung 10:
Rezeptorbindung von Glycin an den glycinergenen (links) und glutamatergen (rechts) Rezeptoren [nach Dyachkova und Savina 2003]) (NMDA = N-Methyl-D-Aspartat; AMPA = Alpha-Amino-3-hydroxy-5-methyl-4-isoxazol-Propionsäure = Glutamat-Antogonist) [wissenschaftliche Informationsbroschüre des wissenschaftlichen und Produktionskomplexes Biotiki 2006]

Wie kann Glycin das Schmerzgedächtnis verhindern?

Es ist bekannt, dass nach schmerzhafter Reizung der Nozirezeptoren die schmerzleitenden C-Fasern in den synaptischen Spalten der Neurotransmitter Glutamat freisetzen, welche an den NMDA- und AMPA-Rezeptoren auf der postsynaptischen Membran der nozizeptiven Rückenmarkneuronen andocken und eine Membrandepolarisation auslösen [Dyachkova und Savina 2003; Komissarova und Nartsissov 1997].

Bei Dauerschmerz kommt es zu einer Aktivierung der NMDA-Rezeptoren. Dies löst einen Einstrom von Kalzium ins Zellinnere des Hinterhornneurons aus und führt infolge dessen zur Aktivierung von Proteinkinasen. Diese phosphorilisieren die AMPA-Rezeptoren mit dem Effekt, dass sie besser auf den Transmitter Glutamat ansprechen. Daraus resultiert eine Schmerzüberempfindlichkeit (Hyperalgesie). Die Beständigkeit der Hyperalgesie führt bei geringster nozizeptiver Reizung zu einer Konditionierung der Schmerzen [Sandkühler et al. 2000, Sandkühler 2000]. Gewöhnlich vermögen opioide Peptide (Endorphine, die in ihren Ketten auch Glycin enthalten) die Schmerzsensitivierung zu verhindern. Die gleiche Funktion vermag Glycin allein zu realisieren, indem es an den Glutamatrezeptoren andockt und dadurch die Depolarisation und den Kalziumeinstrom durch die NMDA-Rezeptoren verhindert.

Nozirezeptoren = Schmerzrezeptoren

Bisher wurden häufig zur Verhinderung des Schmerzgedächtnisses Opiate appliziert.

Mit Glyzin wäre ein Wirkstoff zur Verstärkung der Hemmungsprozesse gegeben, ohne die Gefahr eines Suchtpotentials.

Glycin soll eine Entgiftungsfunktion ausüben können?

Ja, diese Funktion des Glycins vollzieht sich in verschiedenen zellularen und molekularbiologischen Prozessen.

Wie bereits erwähnt, ist Glycin in einer Reihe von Stoffwechselprozessen innerhalb der Zellen von Lebewesen einbezogen. In erster Linie ist das Glycin an der Synthese des Glutathions beteiligt. Die Aktivierung der Glutathionsynthese führt zur Erhöhung der kompensatorischen Vorgänge in den Zellen, wenn sich oxydativer Stress entwickelt oder die Aktivität des Immunsystems Veränderungen erfährt.

Glycin hat wie schon erwähnt die Eigenschaft der unspezifischen Konjugation von Xeno-Biotika, wenn Wirkstoffe mit toxischen Nebenwirkungen die Zelle erreichen. Die Xeno-Biotika gehen eine Symbiose mit Glycin ein und schwächen die toxischen Wirkungen ab oder beseitigen diese vollständig. Dies erfolgt durch Umbildung von metabolischen Prozessen (Xeno-Biotika sind körpereigene Substanzen, die den Organismus zur Abwehr veranlassen und Gifte neutralisieren können). (Konjugation, lat. = Verbindung)

Durch glycininduzierte, direkte, unspezifische Konjugation von Xeno-Biotika erfolgt

- die Bindung von toxischen Stoffen oder
- die Umwandlung dieser toxischen Stoffe in einen für den Organismus weniger gefährlichen Metabolismus.

Dieser Mechanismus erklärt die Abschwächung der Alkoholwirkung, der Entzugssymptomatik bei Drogen-, Alkohol- und Arzneimittelabhängigen und von der Neutralisierung von UAW (unerwünschte Arzneimittelwirkung) verschiedener Pharmaka durch Glycinapplikation.

Es wurde auch nachgewiesen, dass die Applikation von Glycin in vivo fähig ist, die Aktivität der Succinatdehydrogenase, einem Enzymkomplex der die Zellatmung reguliert, von Lymphozyten des peripheren Bluts von Patienten zu normalisieren.

Die Verbindung von Glycin mit Xeno-Biotika sichert offensichtlich auch den molekularbiologischen Mechanismus der Neuroprotektorwirkung des Glycins.

Glycin beteiligt sich auch an der Synthese der Komponenten biologischer Membranen. Besonders dann, wenn eine Verschiebung des metabolischen Gleichgewichts in Richtung der Serinbildung zur Synthese von Phospholipiden erforderlich ist [Dyachkova et al. 2003; Savina et al. 2001; Dyachkova und Savina 2003; Komissarova und Nazissov 1997].

Neuroprotektion ist ein biologischer Prozess, der Nervenfasern und Nervenzellen vor dem Absterben zu schützen vermag.

Ist körpereigenes Glycin auch in anderen Organen, außer im Nervensystem, funktionell aktiv?

Ja! Im Auge, und zwar in der Netzhaut des Auges. Die Netzhaut des Auges ist die lichtempfindliche Schicht des Auges, die eng mit dem Zentralnervensystem des Gehirns verbunden ist. In diesem Prozess spielt das Glycin eine regulierende Rolle. Darüber berichtete Heinz Wässle vom Max-Planck-Institut für Hirnforschung in Frankfurt am Main im Jahr 2007 mit dem Titel „Glycin, ein hemmender Neurotransmitter in der Netzhaut“. [Wässle 2007]

Welche Rolle spielt Glycin im Stoffwechsel des Menschen?

Die Umsetzung von Serin zu Glycin dient neben der Erzeugung von Glycin auch der Umsetzung von Tetrahydrofolsäure zu N^5-N^{10}–Methylen-Tetrahydrofolsäure, die unter anderem für die Synthese von Thymin-Nukleotiden (DNA-Bestanteil) benötigt wird.

Auch für die Synthese von anderen Bestandteilen der Erbsubstanz (Purine) wird Glycin direkt benötigt. Es dient ebenfalls der Biosynthese von Haem (Sauerstoffbindung im Blut), Kreatin (Energiespeicher im Muskel) und Glutathion.

Als so genannte glucogene Aminosäure kann Glycin im Rahmen des Stoffwechsels über Pyruvat zu Glucose umgesetzt werden.

Besonders häufig kommt Glycin im Kollagen, dem häufigsten Protein in tierischen

Organismen vor. Hier macht es gut ein Drittel aller Aminosäuren aus, da es aufgrund seiner geringen Größe das Aufwickeln des Kollagens zu dessen Tripelhelix-Struktur erlaubt. Glycin ist folgerichtig ein wichtiger Bestandteil der extrazellulären Matrix, speziell deren Grundsubstanz, d. h. des flüssigen Bindegewebes.

Glycin ist Baustein für die Bildung des roten Blutfarbstoffes, ist erforderlich für die DNA-Synthese und für die Bildung von Creatin. Creatin befindet sich vorwiegend im Muskelgewebe und dient dort als Energiereserve. Glycin ist an der Produktion von Gallensäuren und damit am Fettstoffwechsel beteiligt [Dyachkova und Savina 2003; Komissarova und Nartsissov 1997; Hardy 1985; Löffler und Petrides 2003].

In welchen Lebensmitteln ist Glycin enthalten?

Glycin ist in folgenden Lebensmitteln als chemisch gebundener Proteinbestandteil und weniger als freie Aminosäure vorhanden. Dieses kann nur wenig als Neurotransmitter wirken.

• Schweinefleisch, roh	• Rinderfilet
• Hähnchenbrustfilet, roh	• Brathuhn
• Lachs, roh	• Garnelen
• Thunfisch	• Gelatinepulver, ungesüßt
• Hühnerei	• Kuhmilch
• Walnüsse	• Kürbiskerne
• Erdnüsse	• Weizen-Vollkornmehl
• Mais-Vollkornmehl	• Reis, ungeschält
• Sojabohnen, getrocknet	• Erbsen, getrocknet
• Linsen	

Glycin soll nicht nur auf unserem Planeten vorkommen. Gibt es Beweise dafür?

Ja, die einfachste Aminosäure Glycin konnte nicht nur auf der Erde, sondern auch auf Kometen, Meteoriten und in Gaswolken im interstellaren Raum nachgewiesen werden. 2014 wurde Glycin im Schweif des Kometen Tschuri und auf dem Kometen selbst nachgewiesen. Tschuri ist der erste Komet, den eine Raumsonde begleitet hat (2014-2016, die Raumsonde hieß Rosetta) und der erste, auf dem ein Lander niederging (am 12.11.2014, der Lander hatte die Bezeichnung Philae). Die mittlere Dichte und die abwechslungsreichen Strukturen der Oberfläche: Felshartes Eis mit hohem mineralischem Anteil, fast durchweg bedeckt mit Schotter und lockerem, zum Teil polymerem organischem Material, vor allem Glycin.

Tschuri ist die Abkürzung des offiziellen Namens der beiden russischen Astronomen: Tschurjumow und Gerassimenko, offizieller Name 67P/Churyumov-Gerasimenko (englische Transkription aus dem Russischen). Dieser Nachweis des Glycins im Kometen Tschuri erhärtet die Hypothese, dass Glycin bei der Entstehung des Lebens eine entscheidende Rolle gespielt hat. Deshalb trägt es auch den Beinamen Ur-Aminosäure. (Siehe auch Ferreira und Hecht 2017.)

Welche Belege gibt es, dass die Ur-Aminosäure Glycin bei der Entstehung des Lebens auf unseren Planeten eine wichtige Rolle gespielt haben kann?

Glycin entsteht unter anderem bei der Reaktion von Formaldehyd, Cyanwasserstoff und Wasser.

Diese Reaktion erlangt besondere Bedeutung durch die Hypothese, dass sich Glycin aus den Ausgangsstoffen der so genannten Uratmosphäre gebildet haben könnte, die die Erde vor ca. 4 Mrd. Jahren umgeben haben und sich vermutlich hauptsächlich aus Methan (CH_4), Wasserstoff (H_2) und Ammoniak (NH_3) zusammensetzte.

Weitere Hypothesen gehen davon aus, dass aus Glycin und SiO_2 (Tonmaterialien) die Protoorganismen des Lebens auf unserer Erde entstanden sind [Shaparina 1999].

Dieser Prozess soll sich nach Shaparina [1999] in einem hydrothermalen System, einer seichten „Ursuppe" am Übergang von Ozean und Festland, abgespielt haben. In dieser Ursuppe haben sich CH_4, NH_3 und Phosphate befunden, die mit Hilfe der Zeolith-Kationen und des SiO_2 sowie der katalytischen Funktion zu RNS-Molekül-Konstrukten zusammengefügt worden sind.

Russische Wissenschaftler haben die hydrothermale präbiotische Synthese von Olegopeptiden unter Einbeziehung von Zeolith und Kaolin (Ton) modelliert. Dabei verwandelten sie Glycin in Glyzil-Glycin und in noch längeren Oligomeren in Wasserlösung mit Zeolith und Naturton [Shaparina 1999].

Folgender Vorgang soll dabei vonstatten gegangen sein:

Formaldehyd – Ammoniak – Zyanwasserstoff +

SiO_2-haltige Tonoberfläche der Erde +

H_2O +

elektrische Vorgänge in der Kosmosphäre (z. B. Blitze) = Protoglyzin

Der USA-Siliziumforscher Hauser hat 1965 die Modellierung dieses Prozesses vorgenommen und beschrieben. Unter Nutzung der außerordentlichen Adsorptionseigenschaften des SiO_2 + NH_2 + CH_4 + H_2O + C +

elektrische Entladungen = Glycin -> Alanin

Adsorption = Bindung

Sind die Spuren dieser Lebensentstehungsprozesse zwischen Glycin und Siliziumdioxid noch heute im hochentwickelten menschlichen Organismus zu finden?

Ja, es gibt noch gemeinsame oder gleiche Funktionen des Glycins und des Siliziumdioxids in den menschlichen Regulationsprozessen. Nachfolgend werden einige Beispiele aufgeführt:

1. Sowohl Siliziumdioxid als auch Glycin wurden in der DNA (Desoxyribonukleinsäure), der in allen Lebewesen vorhandenen Nukleinsäure, die als Träger der Erbinformation die stoffliche Substanz der Gene bildet, nachgewiesen.
2. Mit verschiedenen Aufgaben sind Siliziumdioxid und Glycin funktionell in die Proteinsynthese eingebunden. Dabei spielt die intensive Adsorptionsfähigkeit des biogen geprägten SiO_2-Moleküls eine entsprechende Rolle, weil damit eine Bindung von Aminosäuren, so auch des Glycins, bevorzugt stattfindet.
   Die USA-Siliziumforscherin Edith Carlisle hat sogar festgestellt, dass bei ausreichend vorhandenem SiO_2 eine Verjüngung des Bindegewebes erfolgen kann.
3. Während SiO_2, der Dirigent des Bindegewebes, vor der Embryogenese am wirksamsten ist, bietet Glycin die Substanz zum Aufbau des Bindegewebes. Dazu gehören die Grundsubstanz der extrazellulären Matrix, die Bindehaut, die Haut, die Muskeln, die Sehnen, die Faszien, die Knochen und die Zähne. Vor allem aber der Knorpel.
4. Bei der Knorpelbildung sind Glycin und SiO_2 intensiv beteiligt. Seitens des SiO_2 hat das ebenfalls Edith Carlisle nachgewiesen.
5. Beide Stoffe üben zwar unter unterschiedlichen Aspekten Entgiftungsfunktionen aus. Während Glycin mit der Eigenschaft als Xenobiotikum wirkt, ist es bei Silizium die intensive Adsorptionsfähigkeit, welche die Gifte bindet.
6. Beide Wirkstoffe, Glycin und SiO_2, weisen multifunktionelle Eigenschaften aus, die zwar teilweise getrennt voneinander, sich aber auch gemeinsam vollziehen können. Gemeinsam zum Beispiel beim Knorpelaufbau.
7. Beide Wirkstoffe haben die Fähigkeit im menschlichen und tierischen Organismus rhythmisierende Effekte zu vollziehen, z. B. bei der Wiederherstellung des gestörten REM-Zyklus während des Schlafs.

(Siehe auch Ferreira und Hecht 2017.)

Was ist mikroverkapseltes Glycin?

Die Mikroverkapselung der Aminosäure Glycin ist ein spezielles Herstellungsverfahren von Tabletten zur sublingualen (unter die Zunge legen) und zur buccalen (in die Backentasche legen) Applikation. Für die Mikroverkapselung wird Methylzellulose verwendet. Dabei werden Tabletten zu 0,1 g hergestellt.

Warum wird die Mikroverkapselung des Glycins vorgenommen?

1. Um mit der sublingualen und buccalen Applikation eine optimale Wirkung des Glycins auf die Hirnprozesse zu erreichen.
2. Weil bei peroraler (durch den Mund erfolgender) Applikation Aminosäuren und Peptide durch die Verarbeitung im Verdauungskanal vorwiegend in die eiweißaufbauende Funktion eingebunden werden. Hohe Dosen von peroral zugeführtem Glycin können auch Einfluss auf die Nervenprozesse haben.

Dazu folgende Erläuterungen:

Im menschlichen Verdauungssystem sollen täglich 4-10 g des Glycins vor allem aus der zugeführten Nahrung synthetisiert werden. Durch die Verdauungssäfte wird das Glycin so „bearbeitet“, dass es in den Eiweißstoffwechsel und in die Kollagenbildung einbezogen wird. Eiweißgrundstoffe wie Aminosäuren und Peptide haben aber ganz andere Wirkungen, wenn sie sublingual, buccal oder intranasal verarbeitet werden [Hecht et al. 1989]. Außerdem muss noch folgender Aspekt berücksichtigt werden: Da die heutige Lebensweise bei dem größten Teil der Menschen (häufig stressinduziert) gestörte Funktionen des Verdauungssystems und des Metabolismus ausweisen, werden peroral zugeführte Nahrungs- und Wirkstoffe überhaupt nicht oder nur minimal in den körperlichen Metabolismus einbezogen [Hecht und Hecht-Savoley 2005; Hiemke 2003; Köppel 2003; Sohn et al. 2003; Filov 1988; Ziskoven 1977; Yershov 1981]. Dieser Fakt wird gewöhnlich kaum in der Wirkstofftherapie beachtet.

Auf Grund dessen wurde das mikroverkapselte Glycin nur in sublingualer Applikation hergestellt. Somit wird eine optimale Resorption durch die Mundschleimhaut und eine hohe Bioverfügbarkeit in der extrazellulären Matrix und in den Nervenzellen erreicht.

Es ist ein Verdienst russischer Wissenschaftler, vor allem von Prof. Dr. Irina Komissarova [Komissarova et al. 1992], die durch dieses spezielle Herstellungsverfahren der Mikroverkapselung die Möglichkeit der sublingualen bzw. buccalen Applikation erreicht haben, dass Glycin als ein Bioregulid für neuropsychophysiologische Regulationsprozesse erschlossen werden konnte. Irina Komissarova war Pädiaterin und Molekularbiologin. Sie leitete bis zu Ihrem Tod 2011 den wissenschaftlichen Produktionskomplex Biotiki, von dem nur dieses in Russland als Medikament zugelassene und patentierte Glycin mit neuropsychophysiologischen Wirkeigenschaften hergestellt wird.

Das mikroverkapselte Glycin „Biotiki“ in Tablettenform ist so strukturiert, dass der Resorptionsprozess prolongiert (bis 30 Min.) verläuft [Komissarova et al. 1992].

Für die Wirkung von Glycin ist die Applikationsform von großer Bedeutung. So wirken verschiedene Applikationsformen:

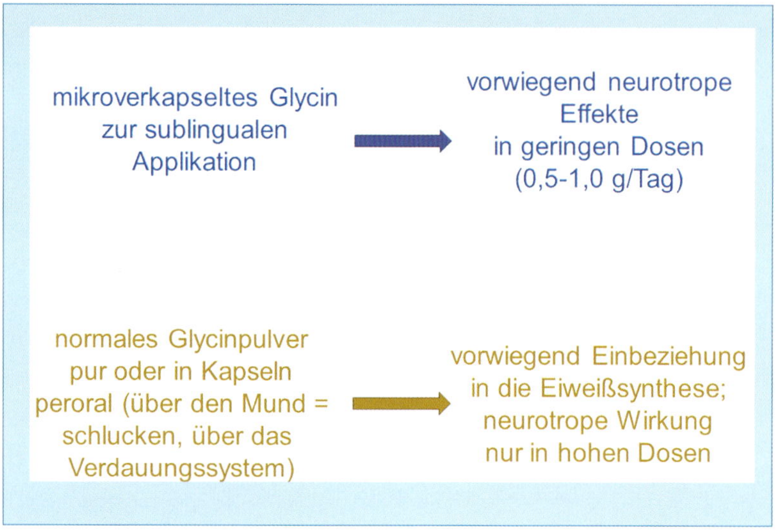

Abbildung 11:

US-PATENT No: 5,643,954 claims (filed as PCT 1992)

A method of preventing stress in need thereof or alleviating acute or chronic stress in need thereof comprising administering sublingually a composition in tablet form comprising from 0.1 to 0.2 g of glycine or a pharmaceutically acceptable salt thereof and methyl cellulose.

US-PATENT No: 5,731,349 claims (filed as PCT 1992)

A method of enhancing mental capacity in a human wherein the mental capacity to be enhanced is memory, work ability, attention span or ability to calculate figures, comprising administering sublingually a composition in tablet form comprising from 0.1 to 0.2 g of glycine or a pharmaceutically acceptable salt thereof and methylcellulose.

Abbildung 12:

Glycin ist der Grundbaustein fast aller Proteine des Säugerorganismus. Besonders ist Glycin am Aufbau des Kollagens (z. B. des Knorpels) beteiligt.

Mit der sublingualen Applikation von Glycin wird die endogene Synthese dieser Aminosäure stimuliert (getriggert), durch Rezeptorbindung die Transmitterfunktion ausgeübt und der Metabolismus der Hirnfunktion reguliert [Dyachkova und Savina 2003; Komissarova und Narzissov 1997; Löffler und Petrides 2003; Hardy 1985; Hecht et al. 1990].

Ist das Verfahren der Herstellung des mikroverkapselten Glycins international anerkannt oder patentiert?

Ja, es liegen vier Patente vor. Zwei US-amerikanische Patente und zwei europäische Patente.

(19) Europäisches Patentamt
European Patent Office
Office européen des brevets

(11) **EP 0 575 613 B1**

(12) **EUROPÄISCHE PATENTSCHRIFT**

(45) Veröffentlichungstag und Bekanntmachung des Hinweises auf die Patenterteilung:
22.07.1998 Patentblatt 1998/30

(51) Int. Cl.[6]: **A61K 31/195**, A61K 9/20, A61K 47/38

(21) Anmeldenummer: **92903883.4**

(86) Internationale Anmeldenummer:
PCT/RU92/00005

(22) Anmeldetag: **10.01.1992**

(87) Internationale Veröffentlichungsnummer:
WO 93/13764 (22.07.1993 Gazette 1993/18)

(54) **VERWENDUNG DER AMINOSÄURE GLYCIN ZUR HERSTELLUNG VON ARZNEIMITTELN MIT ANTISTRESS-, STRESSSCHUTZ- UND NOOTROPER WIRKUNG**

USE OF THE AMINO ACID GLYCINE FOR THE PREPARATION OF A MEDICAMENT WITH ANTISTRESS-, STRESS-PREVENTIVE AND NOOTROPIC ACTION

UTILISATION DE L'AMINOACIDE GLYCINE POUR LA PREPARATION D'UN MEDICAMENT A ACTION ANTISTRESS, DE PREVENTION DU STRESS ET NOOTROPE

(84) Benannte Vertragsstaaten:
AT CH DE FR GB LI SE

(43) Veröffentlichungstag der Anmeldung:
29.12.1993 Patentblatt 1993/52

(73) Patentinhaber:
- **KOMISSAROVA, Irina Alexeevna Moscow, 115304 (RU)**
- **GUDKOVA, Julia Vasilievna Moscow 123298 (RU)**
- **SOLDATENKOVA, Tatyana Dmitrievna Moscow, 109028 (RU)**
- **KONDRASHOVA, Tatyana Tikhonovna Moscow, 129224 (RU)**
- **BURBENSKAYA, Natalya Mokhailovna Moscovskaya obl., 140476 (RU)**

(72) Erfinder:
- **KOMISSAROVA, Irina Alexeevna Moscow, 115304 (RU)**
- **GUDKOVA, Julia Vasilievna Moscow 123298 (RU)**
- **SOLDATENKOVA, Tatyana Dmitrievna Moscow, 109028 (RU)**
- **KONDRASHOVA, Tatyana Tikhonovna Moscow, 129224 (RU)**
- **BURBENSKAYA, Natalya Mokhailovna Moscovskaya obl., 140476 (RU)**

(74) Vertreter:
**Hoffmann, Klaus, Dr. rer. nat.
Hoffmann Eitle,
Patent- und Rechtsanwälte,
Postfach 81 04 20
81904 München (DE)**

(56) Entgegenhaltungen:

EP-A- 0 124 091	EP-A- 0 288 447
FR-A- 2 437 834	US-A- 4 438 144
US-A- 4 539 315	US-A- 4 562 205

- **ARCH.GERONTOL.GERIATR. Bd. 5, Nr. 3 , Oktober 1986 Seiten 165 - 181 B.SALETU ET AL. 'Acute and subacute CNS effects of milacemide in elderly people: double-blind, placebo-controlled quantitative EEG and psychometric investigations'**
- **CLIN.NEUROPHARMACOLOGY Bd. 12, Nr. 5 , Oktober 1989 Seiten 416 - 424 R.B.ROSSE ET AL. 'Glycine Adjuvant Therapy to Conventional Neuroleptic Treatment in Schizophrenia: An Open-Label, Pilot Study'**
- **NEUROSCI.LETT. Bd. 101, Nr. 1 , 5. Juni 1989 Seiten 62 - 66 A.W.PROCTER ET AL. 'Loss of glycine-dependent radioligand binding to the N-methyl-D-aspartate-phencyclidine receptor complex in patients with Alzheimer's disease'**
- **ANN.N.Y.ACAD.SCI. Bd. 640 , 1991 Seiten 237 - 240 R.L.HERTING 'Milacemide and Other Drugs Active at Glutamate NMDA Receptors as Potential Treatment for Dementia'**

EP 0 575 613 B1

Anmerkung: Innerhalb von neun Monaten nach der Bekanntmachung des Hinweises auf die Erteilung des europäischen Patents kann jedermann beim Europäischen Patentamt gegen das erteilte europäische Patent Einspruch einlegen. Der Einspruch ist schriftlich einzureichen und zu begründen. Er gilt erst als eingelegt, wenn die Einspruchsgebühr entrichtet worden ist. (Art. 99(1) Europäisches Patentübereinkommen).

Abbildung 13:

Ist das mikroverkapselte Glycin zur sublingualen Applikation offiziell in Ländern zugelassen?

Ja.

1. Das mikroverkapselte Glycin Biotiki zur sublingualen Applikation ist in folgenden Ländern als Arzneimittel zugelassen und in allen Apotheken frei zu erhalten
   - Russland
   - Kirgisistan
   - Aserbaidschan
   - Weißrussland
   - Usbekistan
   - Ukraine
   - Kasachstan
   - Georgien
   - Armenien
   - Tadschikistan
   - Turkmenistan
2. In Deutschland ist das von Biotiki hergestellte mikroverkapselte Glycin zur sublingualen Applikation in den gleichen Blistern wie das Arzneimittel in den oben angeführten Ländern als Nahrungsergänzungsmittel unter dem Namen Bidicin Lutschtabletten erhältlich. Es wird von der BiDiPharma GmbH vertrieben und ist in Apotheken zu beziehen.

Lutschtabletten ist eine behördliche Bezeichnung für sublinguale Applikation. Das muss bei der Anwendung beachtet werden. Die mikroverkapselte Glycintablette soll sich langsam unter der Zunge auflösen.

Warum nennt man das mikroverkapselte Glycin zur sublingualen Applikation „Familienpräparat"?

Es gibt dafür zwei Gründe.

1. Die Bezeichnung „Familienpräparat" reflektiert, dass das mikroverkapselte Glycin zur sublingualen Applikation für alle Altersstufen zutreffende Wirkungen ausweist. Es kann vom Kleinkind bis zu den über 100-jährigen Senioren angewendet werden. Bisher (seit fast 30 Jahren) sind keine unerwünschten Nebenwirkungen für das mikroverkapselte Glycin Biotiki bekannt geworden.
2. Bei Familienkonflikten wurde allen beteiligten Familienmitgliedern mikroverkapseltes Glycin verabreicht. Bei Dauereinnahme trat Beruhigung und Ausgeglichenheit durch das Glycin ein. Das wurde vor allem bei kinderreichen Familien, in denen die Mütter überfordert waren, festgestellt.

Das ist eine einzigartige Eigenschaft eines natürlichen Wirkstoffs ohne unerwünschte Nebenwirkungen.

Deshalb ist es erforderlich, bei der ADHS nicht Ritalin, sondern Glycin zu verabreichen und zwar für die genervten Mütter in gleicher Weise wie an die zappelphilippigen Kinder.

Welche Tagesdosis ist für das mikroverkapselte Glycin Biotiki zur sublingualen Einnahme vorgesehen?

Die Tagesdosis ist abhängig vom Alter, von dem Gesundheitszustand, von dem Vorliegen einer bestimmten Krankheit. Die Tagesdosis sollte mit einem Arzt oder Heilpraktiker abgesprochen werden.

Für Erwachsene kann die Tagesdosis 0,5-1,0 g betragen. Am günstigsten wirkt dieses spezielle Glycin, wenn es über den ganzen Tag verteilt wird. Folgendes Tagesschema hat sich in der Praxis bewährt:

ca. 08:00 Uhr 1 Tablette (0,1 g)
ca. 12:00-13:00 Uhr 1 Tablette (0,1 g)
ca. 17:00-18:00 Uhr 1 Tablette (0,1 g)
ca. 20:00 Uhr 1 Tablette (0,1 g)
ca. 30 Minuten vor dem Schlafengehen 1 Tablette (0,1 g)

Es können auch andere Einnahmeschemata verwendet werden.

Was gibt es bei dem mikroverkapselten Glycin Biotiki zur sublingualen Einnahme noch zu beachten?

1. Die Einnahme erfolgt in der Weise, dass die Tablette unter die Zunge gelegt wird. An dieser Stelle soll man sie langsam zergehen lassen. Nicht kauen! Nicht lutschen! Nicht schlucken! Dieses Zergehenlassen unter der Zunge kann bis zu 30 Minuten dauern (optimal).
2. Günstig ist es, wenn der Abstand zwischen Einnahme des mikroverkapselten Glycins und der Nahrungsaufnahme 30 Minuten beträgt.
3. Bei Bewusstlosigkeit, z. B. bei Schlaganfällen, kann das mikroverkapselte Glycin in die Backentasche (buccal) gebracht und der Patient in die stabile Seitenlage gelegt werden.

Gibt es Studien und praktische Anwendungserfahrungen mit dem mikroverkapselten Glycin Biotiki zur sublingualen Applikation?

Ja, in großer Anzahl. Einige davon werden in Teil 2 dieses Buchs ausführlich dargestellt.

Die nachfolgend beschriebenen Ergebnisse sind ausschließlich mit diesem sublingual applizierten Glycin erzielt worden und keinem Anderen. Ich betone das deshalb, weil Glycin verschiedentlich angeboten wird, z. B. in Kapseln. Diese können keinen Anspruch auf derartige Wirkungen erheben.

Das mikroverkapselte Glycin (Biotiki) zur sublingualen (unter der Zunge liegend) Applikation

Studien
Erfahrungsberichte
Fallbeispiele

Über die Anwendung des mikroverkapselten Glycins unter prophylaktischen und therapeutischen Aspekten im Kindesalter und Erwachsenenalter

Vorbemerkung

Das mikroverkapselte Glycin zur sublingualen Einnahme wird seit über 30 Jahren unter therapeutischen Aspekten in zahlreichen Kliniken Russlands mit beachtenswerten Effekten an tausenden von Patientinnen und Patienten angewendet.

Da die Erfinderin des mikroverkapselten Glycins zur sublingualen Applikation Prof. Dr. Irina Komissarova Kinderärztin und Biochemikerin war, gibt es umfangreiche Erfahrungen auch im Bereich der Kinderheilkunde und in Kinderkliniken.

Irina Komisarova vertrat auch das Prinzip „Vorbeugen ist besser als Heilen". Deshalb fand die Anwendung des mikroverkapselten Glycins auch im Rahmen der Kindergesundheit unter prophylaktischen Aspekten statt. Russische Ärztinnen und Ärzte der Kinderheilkunde haben im Jahr 2003 in einem Erfahrungsbericht die Ergebnisse der jahrelangen Anwendungspraxis kurz und zusammengefasst schriftlich fixiert, die nachfolgend dargelegt werden.

Diesem Bericht aus der Kinderheilkunde zur Wirkung von mikroverkapseltem Glycin zur sublingualen Applikation folgen weitere Studien und Erfahrungsberichte über Effekte des mikroverkapselten Glycins zur sublingualen Applikation auch von nicht russischen Institutionen, zum Beispiel die Studie zu nootropen Effekten (Gedächtnisleistungen) des mikroverkapselten Glycins zur sublingualen Applikation der „United Medical and Dental Schools of Guy's and St. Thomas' Hospitals", Guy's Hospital, London, United Kingdom [1999].

Es folgen des weiteren Studien und Erfahrungsberichte, die unter meiner wissenschaftlichen Leitung durchgeführt worden sind. Diese wurden 2010 in den Heften 130 und 131 des Internationalen Journals für orthomolekulare und verwandte Medizin: „OM & Ernährung, Gesundheitsforum für Orthomolekulare Medizin. Fachorgan für den Arzt, Therapeuten, Apotheker und Patienten" veröffentlicht.

Erkenntnisse der Anwendung von mikroverkapseltem Glycin zur sublingualen Applikation in der Kinderheilkunde

Vorab eine kurze allgemeine Information zum mikroverkapselten Glycin zur sublingualen Einnahme

Mikroverkapseltes Glycin ist ein Präparat in Tablettenform für sublinguale Applikation. Im frühen Kindesalter kann die zerkleinerte Tablette in Pulverform transbuccal (in der Wangentasche) appliziert werden. Eine Tablette beinhaltet 100 mg Aminoessigsäure (Glycin), die zu den nicht-essentiellen Aminosäuren gehört.

Die Aminoessigsäure (Glycin) kommt in sämtlichen Körperzellen vor, besonders hoch ist ihr Anteil in den Nervenzellen des Gehirns. Glycin ist ein Metabolit mit einem breiten Wirkungsspektrum, ein spezifischer Aktivitätsregulator der Nervenzellen und ein natürlicher, hemmend wirkender Neurotransmitter. Glycin bindet an GABA- und Glycinrezeptoren und weist die Eigenschaften eines Alpha1-Adrenolitytikums (Antistresseffekte) auf. Glycin ist außerdem in der Lage, verschiedene endogene und exogene chemische, darunter auch pharmazeutisch wirksame Stoffe zu binden (konjugieren). GABA = Gamma-Amino-Buttersäure mit erregungshemmender Neurotransmitterfunktion.

Aspekte der therapeutischen Wirksamkeit von mikroverkapseltem Glycin:

- Universelle Antistress-Wirkung
- Normalisierung des Nervensystems bei Übererregung oder Überlastung
- Verbesserung der geistigen Leistungsfähigkeit und des Gedächtnisses
- Entgiftende Wirkung bei Arzneimittel-Intoxikationen

Besonders wichtige Merkmale von mikroverkapseltem Glycin

- Keine Gegenanzeigen und keine unerwünschten Nebenwirkungen
- Keine Altersbeschränkungen für die Einnahme
- Vielfältige Möglichkeiten für die Auswahl der individuellen Dosierung
- Möglichkeit der Erstellung komplexer Behandlungspläne in Kombination mit anderen Präparaten.

Auf der molekularen Ebene basiert der Wirkungsmechanismus auf den Besonderheiten der Beteiligung von Glycin an metabolischen Prozessen in den Zellen. Vereinfacht kann man die Prozesse, die durch Glycin aktiviert werden, in rezeptorische und allgemein metabolische unterteilten. In den meisten Fällen entfaltet sich die therapeutische Wirkung von Glycin jedoch durch gleichzeitige kombinierte Aktivierung mehrerer Prozesse.

Wirkung	Psychopharmaka	Mikroverkapseltes Glycin
Sedierung	Stark	Sanft
Muskelrelaxation	Ja	Nein
Abhängigkeitspotenzial	Ja	Nein
Psychophysiologische Reaktionsgeschwindigkeit	Verminderung	Steigerung
Veränderung der sedativen Wirkung durch Dosiserhöhung	Zunahme	Keine Veränderung
Geistige Arbeitsfähigkeit	Verminderung	Steigerung
Integration in den Hirnmetabolismus	Keine	Vollständig
Unerwünschte Wirkungen	Vielfältige	Keine
Wirkung von Alkohol	Verstärkung	Abschwächung

Tabelle 3: Wirkungsvergleich von Glycin und Psychopharmaka

Mit diesem physiologischen Wirkmechanismus auf molekularbiologischer Ebene unterscheiden sich die Wirkungen des mikroverkapselten Glycins zur sublingualen Einnahme grundlegend von denen der klassischen neuro- und psychotropen Pharmaka. Das soll in folgender Tabelle kurz angeführt werden.

Mikroverkapseltes Glycin in der Behandlung von Kindern mit neurologischen Erkrankungen

Die Korrektion von Störungen der funktionellen Hirnsysteme, die für höhere psychische Funktionen zuständig sind, gehört zu den aktuellen Problemen der Kinderneurologie und Pädiatrie. Erkrankungen des Zentralnervensystems, die sich nach ihrer Ätiologie und Pathogenese unterscheiden, zeigen oft ähnliche Symptomenkomplexe einschließlich mäßiger sensomotorischer und sprachlicher Störungen, verminderter Aufmerksamkeit, geistiger Insuffizienz, Impulsivität, erhöhter Irritabilität und emotionaler Instabilität. In der Kinderneurologie wird mikroverkapseltes Glycin bei Neurosen, neuroseähnlichen Zuständen, Kopfschmerzen unterschiedlicher Genese, Folgen von Schädel-Hirn-Traumata und Neuroinfektionen angewendet.

Mikroverkapseltes Glycin wurde seit Juni 1989 in der Klinik für Kinderneurologie des Staatlichen Wissenschaftlichen Zentrums für Kindergesundheit der Russischen Akademie der medizinischen Wissenschaften (RAMW) eingesetzt. Es wurden 1.704 Kinder therapiert, bei sämtlichen Patienten wurde die maximal einheitliche kombinierte Basistherapie angewendet.

Glycin wurde bei Patienten im Alter von 1 Monat bis 15 Jahren mit unterschiedlichen neurologischen Pathologien appliziert, darunter

- geistige Insuffizienz verschiedenen Grades – 24 %
- infantile Zerebralparese – 9 %
- verschiedene Formen von Hydrocephalus im Sub- und Kompensationsstadium – 4 %
- neurotische und neuroseähnliche Zustände – 23 %
- erbliche degenerative Erkrankungen – 6 %
- epileptische und andere paroxysmale Zustände – 34 %.

Es wurden folgende Applikationsschemata entwickelt. Mikroverkapseltes Glycin wurde als Tablette sublingual oder als zerstoßene Tablette in Pulverform transbuccal außerhalb von Mahlzeiten und nicht zusammen mit Getränken verordnet. Bei Kindern im Alter von 1 bis 3 Jahren betrug die Dosis 0,2 – 0,7 g (2–7 Tabletten) pro Tag, bei Kindern über 3 Jahren 0,7 – 1 g (7–10 Tabletten) pro Tag, jeweils 2 Wochen pro Monat, 3 – 6 – 12 Behandlungskurse pro Jahr.

Die Wirksamkeit des Präparats wurde anhand folgender Parameter beurteilt: psychomotorischer und emotionaler Status des Kindes, sprachliche und geistige Entwicklung, Berücksichtigung von Verhaltensreaktionen, das Einschlafen und der Schlaf.

Ergebnis: In 65,5 % der Fälle wurde eine positive Dynamik verzeichnet: Regress der minimalen neurologischen Symptomatik, Rückgang von neuropsychischen und somatisch-vegetativen Störungen, Abschwächung der motorischen Enthemmung, Verschwinden von Unruhe und phobischen Reaktionen, Senkung von Irritabilität und Aggressivität, Verbesserung des Gedächtnisses und der Aufmerksamkeit, Normalisierung des Einschlafprozesses und des Schlafs, Erhöhung der Schlafdauer- und Tiefe. Im Rahmen der elektroenzephalographischen Untersuchung von Kindern zeigte sich die Tendenz zum Ausgleich der bioelektrischen Aktivität des Gehirns einschließlich der desorganisierten Alpha-Wellen innerhalb sämtlicher Zonen. Das Präparat wirkt positiv auf die Mittelhirnstrukturen (hypothalamische Strukturen). Bei einem Drittel der Kinder zeigte sich kein bedeutender Einfluss von Glycin auf den Verlauf der Haupterkrankung. Zu dieser Gruppe gehörten Kinder mit schweren organischen Pathologien des Nervensystems (erbliche degenerative Erkrankungen, schwere Formen von infantiler Zerebralparese und schwerer Grad geistiger Behinderung).

Mikroverkapseltes Glycin bei Kindern in einem Alter vom 1. Lebensmonat an

Mikroverkapseltes Glycin wurde bei Kindern mit perinatalen Gehirnschäden ab einem Alter von 1 Monat appliziert. Die Dosis betrug 0,3 – 0,5 g (3 – 5 Tabletten) pro Tag, die Tabletten wurden zerstoßen und in Pulverform transbuccal verabreicht. Indikationen zur Anwendung waren Syndrom der erhöhten neuro-reflektorischen Irritabilität, motorische und psychische Unterentwicklung.

Ergebnis: Ein positiver Effekt wurde in 73 % der Fälle erzielt und zeigte sich in einer verringerten Irritabilität und Verbesserung der psychomotorischen Entwicklung. Die Ursache dessen liegt wahrscheinlich in der Korrektion der metabolischen Störungen des ZNS.

Bei keinem der Patienten, die eine Glycin-Therapie absolviert haben, kam es zu unerwünschten Nebenwirkungen. Dies spricht für eine gute Verträglichkeit des Präparats. Es konnte festgestellt werden, dass durch eine Dosiserhöhung die sedierende Wirkung nicht verstärkt wird. Eine dauerhafte Einnahme von mikroverkapseltem Glycin führte zu keiner pathologischen Abhängigkeit und zu keinem Entzugssyndrom. Dies unterscheidet Glycin von psychotropen Pharmaka-Präparaten mit ähnlichen Indikationen und Wirkung.

Fazit: Die besten Ergebnisse wurden bei der Glycin-Therapie von Kindern mit neurotischen Störungen, geistiger Insuffizient, Hydrocephalus, Krampfsyndrom, perinatalen Schäden des ZNS (ohne schwere organische Schäden) erzielt. Mikroverkapseltes Glycin wird empfohlen zur Anwendung in der neurologischen Praxis bei Kindern in Form von Behandlungskursen mit entsprechender Dosierung.

Mikroverkapseltes Glycin bei Epilepsie

Nach der WHO-Definition handelt es sich bei der Epilepsie um eine chronische Erkrankung des Gehirns mit wiederholt auftretenden Krampfanfällen, die durch überhöhte neuronale Aktivität hervorgerufen werden und zu verschiedenen klinischen und paraklinischen Erscheinungen führen. Der Epilepsie liegt eine pathologische Neuronenaktivität mit exzessiven, hypersynchronen elektrischen Entladungen (epileptischer Herd) zugrunde. Bei der Ausbreitung der Entladung auf das gesamte Gehirn entsteht ein generalisierter Anfall; bei lokalen Entladungen hat der Anfall einen partialen Charakter. Bei der Epilepsie unterscheidet man zwischen generalisierter, partialer und nicht identifizierter Form.

Bei Patienten im Alter von 6 bis 14 Jahren mit verschieden Formen der Epilepsie wurden 3 bis 10 Tabletten von mikroverkapseltem Glycin pro Tag (Tagesdosis: 0,3–1 g, je nach Krankheitsbild) ergänzend zu der Standard-Therapie verordnet.

Ergebnis: Die Anwendung von mikroverkapseltem Glycin ermöglichte die Herabsetzung der Dosis von krampfunterdrückenden Medikamenten (folglich, die Senkung der Intoxikation durch die Einnahme von Antikonvulsiva) und deren schrittweises Absetzen, beseitigte Unruhe und depressive Störungen, verbesserte die geistige Leistungsfähigkeit. Im Rahmen der elektroenzephalographischen Untersuchung zeigte sich bei sämtlichen Patienten schon 20 Minuten nach der Einnahme von Glycin und bei fortgesetzter Applikation des Präparats (Untersuchung nach 10-12 Monaten) eine positive Dynamik, die durch reduzierte paroxysmale (anfallartig auftretende) Aktivität und die Normalisierung des Alpha-Rhythmus gekennzeichnet war. Während der Anwendung von Glycin führten funktionelle Belastungen (Hyperventilation) in der Regel nicht zum Anstieg pathologischer Erscheinungen im EEG.

Fazit: Diese Erkenntnisse erlauben es, mikroverkapseltes Glycin als zusätzliches Mittel neben den allgemein anerkannten Therapieschemata bei Epilepsie zu empfehlen.

Mikroverkapseltes Glycin in der Therapie von Sprechstörungen bei Kindern

Bei 15–30 % der Kinder im Alter von 5–7 Jahren kommen Sprechstörungen vor. Bei den Sprechstörungen überwiegen Dyslalie (Störung der Artikulation bei einem normalen Hörvermögen und einer ungestörten Innervation der Sprechwerkzeuge) und Dysarthrie (gestörte Innervation der Sprechwerkzeuge durch organische Schädigungen des ZNS und des peripheren Nervensystems).

Bei Kindern im Alter von 5 bis 6 Jahren mit verschiedenen Sprechstörungen, wie Dyslalie (Störungen der Aussprache und der Artikulation) und leichter Dysarthrie (Störungen des Sprechens, die durch erworbene Schädigungen des Gehirns verursacht werden), wurde mikroverkapseltes Glycin, je 2 Tabletten (0,2 g) 3-mal täglich, 20 Tage lang in drei Behandlungskursen mit 10-tägigen Unterbrechungen begleitend zur logopädischen Behandlung verordnet. Bei Bedarf wurden die Behandlungskurse wiederholt (2-3 Therapiekurse pro Jahr).

Ergebnis: Mit dieser Therapie zeigte sich eine positive Dynamik des Verhaltens und der emotionalen Reaktionen mit dem stärksten Effekt auf den Skalen der kognitiven Tätigkeit, der Disziplin und der Aufmerksamkeit. Die Wirkung der logopädischen Behandlung wurde effektiver. Hiermit hat sich der ausgeprägte nootropische Effekt von Glycin bestätigt.

Mikroverkapseltes Glycin in der Therapie von Kindern mit vegetativer Dystonie und Cardiophobie

Vegetative Dystonie: Störungen der Funktionen des vegetativen (aktiv, munter, lebhaft) Nervensystems, welches die Funktion der inneren Organe steuert: Herzfunktion, Blutdruck, Atmung, Verdauung. Eine wesentliche Ursache ist Dauerstress oder Dauerangst.

Unter **Cardiophobie** (syn. Herzangst, Herzphobie, Herzneurose, Da-Costa-Syndrom oder Effort-Syndrom) versteht man die Angst, an einer bedrohlichen Herzerkrankung zu leiden oder einen Herzinfarkt zu erleiden.

Aber auch generelle Angst oder Ängstlichkeit können folgende Symptome verursachen:

- starkes Schwitzen, oft am ganzen Körper
- Tachykardie, Herzstiche, Herzrhythmusstörungen (Herzstolpern und Aussetzer)
- kurzfristig erhöhter Blutdruck, stark erhöhter Puls, Zittern der Hände
- Übelkeit, Schwindel, „weiche Knie", Atemnot, Hyperventilation

Öfters kann Glycinmangel oder Magnesiummangel die Ursache dafür sein.

Bei dem Syndrom der vegetativen Dystonie liegt eine Störung der vegetativen Regulation der inneren Organe, Gefäße, Stoffwechselprozesse vor, die als Folge von primären oder sekundären Abweichungen in der Struktur und Funktion des limbisch-retikulären Komplexes und/oder der segmentären Bereiche des vegetativen Nervensystems auftreten. Ein Bestandteil der vegetativen Dystonie sind psycho-emotionale Störungen.

Die systematischen dynamischen Untersuchungen von neurovegetativen und hämodynamischen Parametern bei Kindern im Schulalter (98 Personen), die an vegetativer Dystonie litten und bei denen mikroverkapseltes Glycin je 1 Tablette 3mal täglich appliziert wurde, konnten die Wirksamkeit von Glycin bei der Behandlung dieser Indikation belegen.

Mikroverkapseltes Glycin während der Adaptation der Kinder an die Schule

Die Adaptationsfähigkeit des Kindes ist ein quantitatives Gesundheitsmaß, das von eigenen stillen Reserven des Kinderorganismus abhängig ist: Je höher die Adaptationsfähigkeit, desto höher das Gesundheitsniveau und umgekehrt. Die Forscher stellten fest, dass bei 6-jährigen Schülern die Stressreaktion während der Adaptation an die Schule zu Veränderungen in sämtlichen untersuchten Bereichen führte: im psycho-emotionalen Bereich, in der vegetativen und der neuroendokrinen Regulation, in der lokalen unspezifischen und immunologischen Abwehr, in den Stoffwechselprozessen. Bei den 7-jährigen Erstklässlern traten hauptsächlich neuro-psychische Gesundheitsstörungen in Form von neurotischen Reaktionen auf.

Mikroverkapseltes Glycin wurde Kindern für den Adaptationszeitraum im 1. Schuljahr sowie prophylaktisch gegen geistige Überlastung und psycho-emotionale Anspannung bei Prüfungsvorbereitung und während der Prüfungen, Klassenarbeiten u. ä. für einen Behandlungskurs (Dauer 15-30 Tage) je 1 Tablette 3-mal täglich verordnet.

Ergebnis: Die Untersuchungen, die im Zeitraum von 3 Jahren an unterschiedlichen Schulen (allgemeinbildenden, spezialisierten, Schulen mit erweitertem Fremdsprachenunterricht, Sonderschulen für Kinder mit ausgeprägter psychischer Unterentwicklung), in verschiedenen Korrektionsklassen und unter Jugendlichen mit deviantem Verhalten (über 800 Personen) durchgeführt wurden, belegen, dass die Behandlung mit mikroverkapseltem Glycin eine korrigierende Wirkung auf den neuro-psychischen Status und auf das Immunsystem der Kinder hat.

Basierend auf den Erkenntnissen aus der Literatur über die Wechselwirkungen zwischen dem Nerven- und dem Immunsystem einerseits und darüber, dass die Lysozym-Werte im Speichel als Kriterium für die Beurteilung des Immunstatus dienen können, andererseits, konnten die Wissenschaftler

Anteil von Kindern mit günstigen Lysozym-Werten im Speichel (in %)	
Vor der Glycinbehandlung	Nach der Glycinbehandlung
20,0	47,7

Verteilung der Schulkinder aus den Korrektionsklassen nach der Art der Dynamik der Lysozym-Werte im Speichel im Laufe einer Schulwoche (Anteile in %)		
Art der Veränderungen	Vor der Glycinbehandlung	Nach der Glycinbehandlung
Zunahme Mo→Fr	13,3	47,0
Keine Veränderung Mo→Fr	6,7	40,0
Abnahme Mo→Fr	80,0	13,0

Tabelle 4: Lysozym-Werte im Speichel von Schulkindern

nachweisen, dass sich der Anteil von Kindern mit günstigen Lysozym-Werten im Speichel durch die Glycin-Therapie erhöhte (von 20 % auf 48 %). Das belegt eine günstige Wirkung des Präparats auf das Immunsystem.

Lysozym ist ein regulatives Peptid, welches aus einer Kette von Aminosäuren besteht und in der Wechselbeziehung Hirnfunktion und Immunsystem aktiv ist.

Mikroverkapseltes Glycin: Anwendungspraxis in den Einrichtungen mit dauerhafter Unterbringung von Kindern

Die hohe Wirksamkeit von mikroverkapseltem Glycin wurde bei der Anwendung in Einrichtungen mit dauerhafter Unterbringung von Kindern beobachtet (Kindersanatorium, Internat, Sonderschule). Mikroverkapseltes Glycin wurde den Kindern je 1 Tablette 3–4-mal täglich für die Dauer von 3 Wochen verordnet. Die Behandlungskurse wurden 2–4-mal im Laufe mehrerer Jahre wiederholt.

Ergebnis: Die medizinischen und pädagogischen Beobachtungen des neuro-psychischen Gesundheitszustands und der Leistungen von Schülern, die das Präparat appliziert bekamen, bestätigten seine korrigierende Wirkung auf Kinder mit psychischer Unterentwicklung, neurotischen und vegetativen Störungen und auf Kinder und Jugendliche mit devianten Verhaltensformen.

Mikroverkapseltes Glycin für die Korrektion des Immunstatus bei Kindern mit perinatalen Schäden des ZNS

Bei Patienten im frühen Kindesalter (2 Monate bis 4 Jahre) mit perinatalen Schäden des ZNS wurde mikroverkapseltes Glycin für die Korrektion der immundefizitären Zustände in der üblichen Dosierung als zwei Behandlungskurse á 30 Tage im Abstand von einem Monat verordnet.

Ergebnis: Es wurde eine Abnahme von akuten, mit Komplikationen verlaufenden Erkrankungen festgestellt. Die Analyse der Kardiointervalographie ergab eine Verringerung des Anspannungsindex der regulatorischen Systeme des Körpers. Der Anstieg der

Anzahl von Kindern mit normalen Werten der zellulären und humoralen Immunität wurde statistisch belegt.

Mikroverkapseltes Glycin zur Prophylaxe von psycho-emotionalen Überspannungen bei jungen Sportlern

Es wurden 137 junge Sportler (Schwimmer, Synchronschwimmer, Volleyballer und Leichtathleten) im Alter von 9 bis 14 Jahren untersucht, die zwischen 1 und 6 Jahren Sport trieben. Bei ihnen wurde eine deutliche psycho-emotionale Anspannungen beobachtet. Bei 78 % wurde ein mittleres und bei 17 % ein hohes Niveau von Angstzuständen festgestellt, die zu einer unmotivierten Unruhe führten. Die Untersuchung der Ermüdbarkeit bei den Sportlern zeigte, dass nur bei 36 % eine gute Leistungsfähigkeit vorlag.

Bei Abnahme von körperlicher Leistungsfähigkeit, einem hohen Niveau von Angstzuständen, einer erhöhten Ermüdbarkeit und Schlafstörungen wurde mikroverkapseltes Glycin je 1 Tablette 3-mal täglich in mehreren 2-wöchigen Behandlungskursen im Abstand von jeweils 2 Wochen verordnet. Die gesamte Behandlung dauerte 6 Monate.

Ergebnis: Bei der Behandlung mit diesem Präparat erhöhte sich die körperliche Leistungsfähigkeit der jungen Sportler und es kam zu einem Rückgang von neurasthenischen Beschwerden. Die Wirksamkeit der Applikation, das Fehlen von unerwünschten Nebenwirkungen und die einfache Einnahme begründen eine Empfehlung für einen breiteren Einsatz von mikroverkapseltem Glycin im Kindersport zur Prophylaxe psychischer und emotionaler Anspannungen, insbesondere in den Tagen der Vorbereitung und Durchführung von Wettkämpfen.

Mikroverkapseltes Glycin als „Familienpräparat“

Mikroverkapseltes Glycin genießt große Beliebtheit bei der Bevölkerung im Bereich der Prophylaxe und der Behandlung von psychischen und emotionalen Störungen. Die Auswertung der Ergebnisse der 4-jährigen Anwendung durch alle Familienmitglieder (über 1.000 Beobachtungen) zeigt, dass das Präparat in Stresssituationen emotionale Anspannungen, Unruhe und Angstzustände mildert, wodurch das Familienklima und der Gesundheitszustand der Familienmitglieder verbessert werden.

An der Ausarbeitung des Informationsbriefs waren beteiligt:

Mitarbeiter des Staatlichen Wissenschaftlichen Zentrums für Kindergesundheit der Russischen Akademie der Medizinischen Wissenschaften RAMW

(Direktor A. A. Baranov, Mitglied der RAMW):

- Frühchenabteilung: Prof. Dr. med. G. V. Yacyk, Leitende wiss. MA Dr. med. E. P. Bombardirova, Senior wiss. MA Dr. med. O. V. Goncharova, T. D. Didmanidze;
- Abteilung für Funktionelle Pathologie und alternative Behandlungsmethoden

bei Kindern: Prof. Dr. med. I. P. Bryazgunov; E. L. Tolmacheva;

- Psychoneurologische Abteilung: Prof. Dr. med. O. I. Maslova, Prof. Dr. med. V.M. Studenikin, Dr. med. N. V. Andreenko, Dr. med. L. M. Kuzenkova, Dr. med. V. I. Shelkovskij, Dr. med. N. J. Semenova, Dr. med. O. V. Globa, Dr. med. S. V. Balkanskaya, L. I. Dneprova, I. D. Golovkina, O. V. Bykova;
- Abteilung für Chirurgie: Prof. Dr. med. L. I. Lenyushkin, Dr. med. O. I. Saruhanyan;
- Abteilung für Gastroenterologie: Dr. med. A. S. Potapov, Dr. med. I. F. Tin;
- Abteilung für Physiotherapie und Sportmedizin: Prof. Dr. med. S. D. Polyakov; Dr. med. I. T. Korneeva;
- Labor für klinische Biochemie: Prof. Dr. med. M. I. Bakanov; Senior wiss. MA Dr. med. V. V. Alatyrcev;
- Zytochemisches Labor: Prof. Dr. biol. S. V. Petrochyuk, Dr. biol. G. F. Semenova, Prof. Dr. med. V. M. Shishchenko, Dr. biol. Z. N. Duhova

Mitarbeiter der Medizinischen Akademie Astrachan:

- Lehrstuhl für poliklinische Pädiatrie mit Familienmedizin: Leiter Prof. Dr. med. A. A. Dzhumagaziev, Dr. med. L. L. Rahimova; Dr. med. D. V. Rajskij

Mitarbeiter des wissenschaftlichen Forschungsinstituts für Zytochemie und molekulare Pharmakologie (Direktor Dr. rer.nat. Y. R. Nartsissov):

- Abteilung für Zytochemie: Senior wiss. Dr. med. G. Dyachkova, J. V. Gudkova, T. T. Kondrashova, T. D. Soldatenkova;
- Abteilung für Bioenergetik: N. M. Burbenskaya, A. S. Tueva
- Abteilung für mathematische Modellierung und Statistik: V. V. Ovsyannikova, I. P. Seraya.

Übersetzung aus dem Russischen, zur Verfügung gestellt durch BiDiPharma GmbH, info@bidipharma.de

Vorschläge und Schlussfolgerungen dieser Erkenntnisse der Anwendung des mikroverkapselten Glycins zur sublingualen Applikation für die allgemeine Gesundheit der Kinder

Diese vorgestellten Erkenntnisse der russischen Ärztinnen und Ärzte bieten sehr gute Ansätze für eine allgemeine Kindergesundheit; sowohl als Aufgabe in der Medizin als auch als Aufgabe der Staaten.

Die Forderung, schon die Kinder zu einer gesunden Lebensweise zu erziehen stellte 1805 der Begründer der deutschen pathologischen Physiologie, August Friedrich Hecker (Universität Erfurt) in seinem Buch „Die Kunst, unsere Kinder zu gesunden Staatsbürgern zu erziehen und ihre gewöhnlichen Krankheiten zu heilen“ [Hecker 1805].

Leider werden aus meiner Sicht die Kindergesundheit und die Erziehung der Kinder zu gesunden Staatsbürgern in der gegenwärtigen Gesellschaft und der Staatsführung

Nootropika sind Wirkstoffe, die Hirnleistungen optimierend und stabilisierend beeinflussen.

Noos (griechisch) = Verstand, Intellekt, Vernunft

Glycin ist ein Nootropikum mit sanfter, physiologischer Wirkung ohne unerwünschte Nebenwirkungen. Es

- verbessert die Hirnleistung (z. B. Gedächtnis, Konzentration, Aufmerksamkeit)
- wirkt beruhigend. Der beruhigende Effekt wird in einer schwachen ausgleichenden psychoemotionellen Reaktion reflektiert.
- bewirkt Senkung der Erregungszustände, z. B. der Reizbarkeit, der Aggressivität, der Konflikt- und Streitsucht.
- führt bei gesteigerter Rindenaktivität des EEG (Betawellen) eine Synchronisation der neurobioelektrischen Prozesse (Alphawellen) herbei.
- hat einen Alpha1-adrenolytischen Effekt und schützt die Zellverbände vor überschüssiger Katecholaminfreisetzung. Daher resultiert ein Antistresseffekt. Katecholamine sind Stresshormone (z. B. Adrenalin).

Die Wirkeigenschaften des mikroverkapselten Glycins regulieren den gesamten Hirnstoffwechsel mit Dosen von 2-4 mg pro Kilogramm Körpergewicht bei Kindern mit ADHS und führen zu einer Korrektur des Verhaltens. Die Dauer bis zur Erreichung ist sehr individuell. Manche Kinder erreichen stressreduzierende Effekte schon nach 15-20 Tagen der Applikation von Glycin.

Mikroverkapseltes Glycin in der kinderheilkundlichen Praxis

In einer Übersichtsarbeit (Review) berichten Tyukina et al. [2017] über die breite Anwendung von mikroverkapseltem Glycin in den pädiatrischen Praxen in Russland, in denen die Applikation von Glycin zu jedem Therapieprogramm für die Kinder erfolgt. Das mikroverkapselte Glycin wird angewendet bei neugeborenen erregten Kindern, bei Vorschulkindern zur Adaptation an das Kindergartenmilieu, bei Schulkindern zur Adaptation an die Schulbedingungen, bei Kindern, die in Familienkonflikten leben, bei sporttreibenden Kindern zur Linderung des Vorstartstresses und generell als ein Antistressmittel. Weiter wird Glycin zur Prophylaxe bei Risikokindern für gestörtes Verhalten appliziert [Tyukina et al. 2017; Potychnik et al. 2016].

Eltern, Staat und Gesellschaft müssen etwas tun, um unsere Kinder vor technogener Dauerstressung und schlechter Schlafqualität zu schützen

Nachfolgend soll die Aufmerksamkeit auf einige durch Technogenisierung und Digitalisierung bedingte, unsere Kinder und Jugendliche in Dauerstress versetzende Faktoren hingeführt werden.

Prof. Dr. med. h.c. Günther W. Amann-Jennson, Schlafexperte, Begründer der Samina-Konzeption: Ich schlafe Lebensenergie.

„Smartphones, Tablet und PC gehören mittlerweile genauso zum Schulalltag wie die Füllfeder vor 10 Jahren. In dieser schnelllebigen Zeit sind Schüler permanentem Technostress ausgesetzt – das stört den gesunden Schlaf enorm. Neuesten Studien zufolge schlafen 40 % der Jugendlichen weniger als sieben Stunden pro Nacht – was zu wenig ist! In den 1990er Jahren waren es noch 20 %.

Schlafdefizit ist gerade bei Schülern nicht zu unterschätzen. Neben einem geschwächten Immunsystem haben Schüler auch mit einem geringeren Leistungsvermögen zu kämpfen. Gerade im Zusammenhang mit kognitivem Potenzial ist der Schlaf unabdingbar – überträgt unser Gehirn doch im Tiefschlaf Informationen aus dem Kurzzeit- uns Langzeitgedächtnis.

Eine aktuelle Studie des Chirurgen Kenneth Hansraj (New York) zeigt, wie sehr die Nutzung von Smartphones die Wirbelsäule beansprucht: Bei der Smartphone-Nutzung neigen wir unseren Kopf um 45 Grad – das bedeutet eine Belastung von 22 kg, die direkt auf die Halswirbel wirkt. Nackenschmerzen und gravierende Haltungsschäden sind risikoreiche Folgen – dass sich Schlafstörungen daraus ergeben."

Chronische Krankheiten werden auf diese Weise programmiert und das schon in Kindes- und Jugendalter.

Kennen Sie den Stressor FOMO?

Dr. med. Larry Dossey (2014): Originaltitel: FOMO, Digital dementia, and our dangerous experiment. Erschienen in: Explore, Volume 10, Issue 2, S. 69-73.

In deutscher Sprache erschienen in „Diagnose Funk Brennpunkt", Ausgabe 15.11.2014

„FOMO ist die englische Abkürzung für „fear of missing out", d. h. „die Angst, etwas zu verpassen". Der Begriff erschien im „Urban Dictionary", einem Online-Wörterbuch für englische Slangwörter, am 14. April 2011 als Wort des Tages. FOMO wird als eine Art sozialer Angst betrachtet – eine zwanghafte Sorge, dass man eine Gelegenheit des sozialen Austauschs, eine neue Erfahrung oder irgendein anderes erfüllendes Ereignis verpassen könnte. Oft wird die ausgelöst durch Meldungen auf Websites sozialer Medien. FOMO spiegelt die Angst wider, dass Freunde lohnende Erfahrungen haben könnten, an denen man nicht Teil hat."

Der Autor beschreibt einen Entwicklungsweg von FOMO zu Demenz. Abschließend appelliert er an die Eltern: „Es gibt nur ein heranwachsendes Gehirn für jedes Kind und zwar ohne Ersatzteile. Die Gehirne von Kindern sind formbar, zerbrechlich, verwundbar, erstaunlich vielversprechend und unbeschreiblich wertvoll, aber sie sind nicht weise. Deshalb müssen Eltern es sein."

„Das Motto meiner Mutter war: Geh hinaus und spiele."

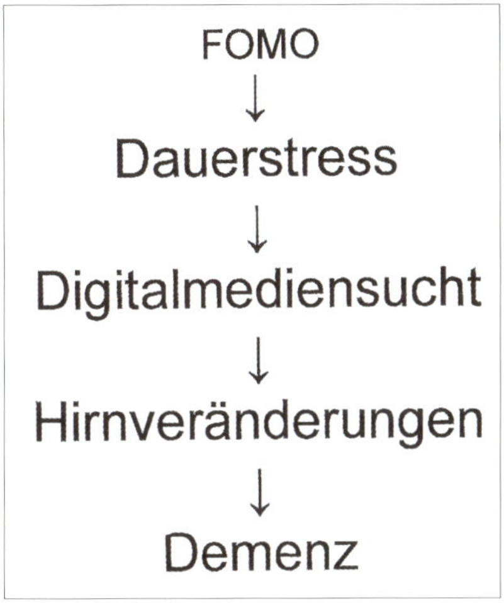

Abbildung 14:

Intensive Nutzung digitaler Medien: Störungen der Wahrnehmung von Raum und Zeit

Hirnforscherin Professor Dr. Gertraud Teuchert-Noodt von der Universität Bielefeld [2017]. Interview: Cyberattacke auf die Nervennetze des Gehirns – Wohin führt die digitale Revolution? Umwelt-Medizin-Gesellschaft 30/3, S. 28-32

Das nachfolgende Zitat aus dem Interview der Autoren bringt einen überzeugenden Vergleich, der alles über die Wirkung von EMF-Funkwellenstrahlung aussagt (EMF= elektromagnetische Felder).

„Ebenso wie Hacker die Stromversorgung eines Krankenhauses lahmlegen können, können digitale Medien-User in ihrem eigenen Gehirn die Versorgungszentrale für die gesamte Informationsverarbeitung auf psycho-kognitiver Ebene außer Kraft setzen und eine mentale Erschöpfung herbeiführen. Vielleicht ist ein Hirn-Crash sogar noch schlimmer."

Die elektrohypersensible Reaktion des menschlichen Gehirns auf EMF-Funkwellen sehr schwacher Intensität (athermische Effekte)

Besonders anfällig für technisch produzierte EMF-Funkwellenstrahlungen sind die Hirnzellen und somit die komplexen Funktionen des Gehirns. Von der Vielzahl der vorliegenden Forschungsergebnisse möchte ich nachfolgend nun eine kleine Auswahl von Beispielen vorstellen.

- Schlafstörungen
- Burnout, Depressionen
- oxidativer Stress, Autoimmunerkrankungen
- neurodegenerative Erkrankungen
- Störungen des Lernens, des Gedächtnisses, der Konzentration und des Verhaltens
- Handysucht und FOMO

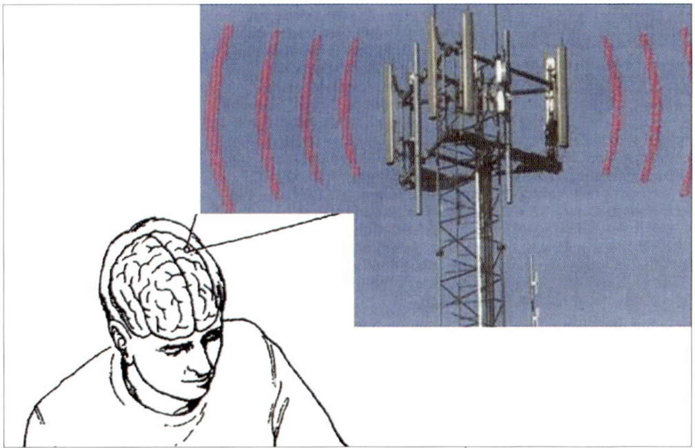

Abbildung 15:
Multimorbidität der Hirnfunktion des Gehirns

Die Beispiele zeigen, welche Last an Stressoren auf das kindliche und jugendlich noch nicht ausgereifte Hirn wirkt, das besonders empfindlich gegen Stressoren ist.

Diese gesundheitsschädigenden Effekte treten schleichend, sich über Jahre hinziehend auf, ohne dass es bemerkt wird. Experten sehen diese technogene Stressbelastung mit großer Besorgnis und fordern Schutz der Gesundheit für Kinder und Jugendliche vor technogener und digitaler Bedrohung. Das Recht auf Gesundheit ist ein von der UNO beschlossenes Menschenrecht. Der deutsche Psychiater Prof. Dr. Manfred Spitzer schrieb in seinem Buch „Digitale Demenz. Wie wir uns und unsere Kinder um den Verstand bringen“:

„Die Kinder und Jugendlichen benötigen ein Programm zurück zur Natur und zu viel Bewegung. Dabei sollte aufgrund der vorgestellten Erkenntnisse der russischen Ärztinnen und Ärzte das mikroverkapselte Glycin zur sublingualen Applikation nicht fehlen.

Glycin ist quasi ein Naturmittel, es hat keine unerwünschten Nebenwirkungen und kann nicht überdosiert werden. Deshalb stellt es für die heute generell und global gestressten Kinder einen Schutzschild dar.

Eltern, denen die Gesundheit ihrer Kinder am Herzen liegt, sollten ihre Kinder keine Medikamente geben, dafür aber Glycin und sie sollten auch darauf achten, dass Kinder nicht Smartphones missbrauchen.

Erkenntnisse bei der Anwendung von mikroverkapseltem Glycin zur sublingualen Applikation bei Erwachsenen

Mikroverkapseltes Glycin zur sublingualen Anwendung ist, in den 11 Ländern in denen es sogar als Medikament zugelassen ist, ein viel genutztes Antistressmittel

Auf Grund des wissenschaftlichen Erkenntnisstands, wonach mikroverkapseltes Glycin bei sublingualer Applikation physiologisch in die Hirnstoffwechselprozesse eingreift, im Neurotransmittersystem eine führende Rolle einnimmt, die unspezifische Konjugation von Xenobiotika vornehmen kann und somit zur Bindung von toxischen Stoffen fähig ist, wurde mikroverkapseltes Glycin wegen seiner Gesundheits**unschädlich**keit von der russischen Medizin in großer Breite auf seine klinischen Wirkungen untersucht und wird heute in vielen Kliniken breit gefächert angewendet. Großes Interesse fand es in der Neurologie, Psychiatrie, in der Pädiatrie und der Kardiologie sowie in der Stressprophylaxe und in dem Bereich der Bewältigung von emotionalem Stress. Schon 1996 wurden von Dyachkova et al. [1996] Untersuchungen zur Vorbeugung und Behandlung der psychoemotionalen Störungen infolge von Stressprozessen mit mikroverkapseltem Glycin durchgeführt und es wurde eine hohe Effektivität nachgewiesen.

Eine Befragung, die ich in zehn Moskauer Apotheken im Jahr 2000 durchführen ließ, ergab, dass Glycin (welches sehr preiswert ist) das am meisten gekaufte Medikament ist, welches zur Stressprophylaxe und Stressbewältigung angewendet wird. Das als Medikament offiziell zugelassene, sublingual zu applizierende Glycin ist in jeder Apotheke frei erhältlich, da es keine Sucht verursacht und keine unerwünschten Nebenwirkungen hat.

Mikroverkapseltes Glycin wird als ein Blocker des sympathischen Nervensystems bezeichnet. Das heißt, es blockiert das Stresshormon Adrenalin. Aufgrund dessen senkt es psychoemotionalen Stress, reduziert Aggressivität und vermeidet z. B. Konflikte in der Familie.

Mikroverkapseltes Glycin in der Therapie bei Epilepsiepatienten

An Patienten im Alter von 6-30 Jahren, die an verschiedenen Formen der Epilepsie litten, wurde sublingual appliziertes Glycin in die Therapie einbezogen [Kalimetova 1997; Nartsissova et al. 1996; Kachergene et al. 2000]. Es wurden täglich, je nach Krankheitsbild, 0,3-1,0 g Glycin für die Dauer von einem Monat appliziert. Die Patienten wurden in drei Gruppen unterteilt.

- Gruppe 1: Standardtherapie mit Antikonvulsiva und/oder Babituraten und Glycin.
- Gruppe 2: Ausschleichen (langsames Absetzen) der Standardtherapie mit zeitgleicher Glycinapplikation.
- Gruppe 3: Glycin allein als Basistherapie.

Ergebnisse: Bei Gruppe 1 wurde die durch die Standardtherapie bestehende Endotoxikation gesenkt, die intellektuelle Arbeitsfähigkeit erhöht und die unerwünschten Nebenwirkungen der Antikonvolsiva wurden zunehmend reduziert.

Gruppe 2: Bei dieser Gruppe wurde ebenfalls die Endotoxikation gesenkt und die intellektuelle Arbeitsfähigkeit erhöht, bei gleichzeitiger allmählicher Senkung des Verbrauchs der Antikonvulsiva.

Gruppe 3: Minderung der Alarmdepression (Absencen), Verminderung der Anfallshäufigkeit.

Im EEG wurde bereits 20 Minuten nach Einnahme von Glycin Minderung der paroximalen Aktivität und Normalisierung des Alpharhythmus festgestellt. Funktionsbelastungen (Hyperventilation) wiesen in der Regel keine Steigerung der pathologischen EEG-Erscheinungen aus. Dieser Effekt zeigte sich mit entsprechender Zeitverzögerung auch nach und nach bei den anderen Gruppen (1 und 2). Diese therapeutische Beeinflussung des epileptischen Krankheitsbildes wurde im Beobachtungszeitraum von 10-12 Monaten festgestellt.

Des Weiteren wurden 58 Kinder (10-15 Jahre) mit nicht generalisierter Form oder fokaler Form mit sekundärer

Generalisierung untersucht. Bei den Kindern waren intellektuelle und psychische Veränderungen, die üblichen EEG-Deformationen und auch Veränderungen der Aktivität intrazellulärer Fermente festgestellt. Sie erhielten neben der klassischen Therapie mit Antikonvulsiva zusätzlich Glycin. Nach einer Monatskur mit mikroverkapseltem Glycin von täglich 0,3 g wurde bei 38 Kindern eine Minderung der Nebenwirkungen der Antikonvulsiva und eine deutliche Besserung der Werte der Aktivität der intrazellulären Fermente festgestellt. Bei 21 Kindern wurden keine weiteren Anfälle beobachtet.

Die Autoren ziehen die Schlussfolgerung aus den erzielten Ergebnissen, dass mikroverkapseltes Glycin nicht nur die Anfallshäufigkeit vermindern kann, sondern auch die bekannten schweren Nebenwirkungen der Antikonvulsiva erheblich abschwächt. Es wird empfohlen auf jeden Fall jede Epilepsietherapie durch Glycinapplikationen zBrainmapping des EEGs In Abbildung 2 ist eine topographische Kartierung des EEG-Spektrums eines erwachsenen Epileptikers dargestellt. Daraus wird ersichtlich, dass bereits 10 Minuten nach der Einnahme von 0,1 g mikroverkapseltem Glycin (sublingual) eine beträchtliche Tendenz zur Normalisierung des EEG-Profils stattfindet.

Brainmapping des EEGs

Brainmapping ist eine neurophysiologische Methode zur Darstellung der Funktionen in einzelnen Hirnbezirken zur Diagnostik von Erkrankungen und Gesundheit. Brainmapping des EEGs (Elektro-Enzephalo-Gramm, elektrisches Hirnstrombild) ist die Darstellung der verschiedenen Hirnstromaktivitäten in den verschiedenen Hirngebieten.

Die elektrischen Hirnstromaktivitäten werden auf der Grundlage von Frequenzen klassifiziert. Diese Frequenzen reflektieren, je nach Amplitude und Verlaufskonfiguration, normale oder pathologische (erkrankte) Funktionen.

Alphawellen: 8-12 Hz

Ruhiger Wachzustand, Relaxation, relaxierte Konzentration und Aufmerksamkeit bei geschlossenen Augen

Deltawellen: 0,1-4 Hz

Physiologisch: Tiefschlaf

Pathologisch: veränderte Hirnfunktion oder gestörte Hirnstruktur, z. B. bei Epilepsie

Thetawellen: 4-8 Hz

Physiologisch: Schläfrigkeit, Tages- und Nachtträume, Meditation

Pathologisch: Hirnfunktion gestört oder Veränderung der Hirnstrukturen (Verletzung, Erkrankung)

Betawellen: 13-30 Hz

Physiologisch: Traumschlaf, Tagesaktivität, totale Ausspannung

Pathologisch: Stress, Übererregung, Hektik, Wut

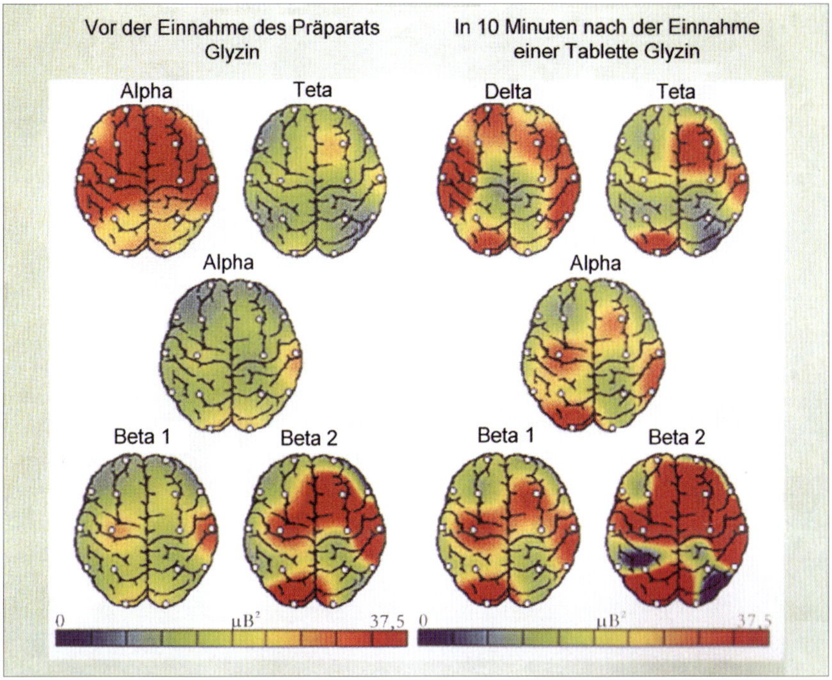

Abbildung 16: Brainmapping des EEGs eines 46-jährigen Patienten mit Epilepsie) [nach Dyachkova und Savina 2003] [wissenschaftliche Informationsbroschüre des Wissenschafts- und Produktionskomplexes Biotiki 2006]

Gammawellen: über 30 Hz

Diese werden auch als Beta 2-Wellen bezeichnet.

Physiologisch: starke Konzentration und Aufmerksamkeit, bei Lernprozessen

Pathologisch: Veränderungen der Hirnfunktionen durch Medikamente, besonders Psychopharmaka, aber auch bei krankhafter Übererregungszuständen wie bei Epileptikern, während eines Anfalls, aber auch in anfaBrainmapping des EEGsiten

Abbildung 2 demonstriert das Brainmapping des EEGs der verschiedenen Frequenzbereiche (dominierende Frequenzen).

Links: 46-jähriger Patient mit Epilepsie in anfallfreiem Zustand.

Rechts: 10 Minuten nach Verabreichung von mikroverkapseltem Glycin sublingual.

- Bei Epilepsie in anfallsfreiem Zustand: keine Thetawellen, keine Alphawellen, keine Betawellen, Gammawellen (= Beta 2) sind reduziert
- Deltawellen: Vorherrschende Dominanz der Deltawellen in allen Gehirnregionen

Nach Applikation von mikroverkapseltem Glycin wurden die Hirnregionen in einen ausgeglichenen Funktionszustand versetzt, was sich aus der Verteilung der einzelnen Frequenzbänder des EEGs reflektiert (rot gekennzeichnet). Gleichzeitig zeigten psychotrophe Tests, dass die Denkprozesse, die Reaktionsdynamik und die Gedächtnisleistung nach der Glycin-Applikation verbessert wurden.

Mikroverkapseltes Glycin bei ischämischer Herzkrankheit und arterieller Hypertonie

Im Laufe von zwei Jahren wurden 58 Patienten (Alter 55-70 Jahre) mit kardiologischem ischämischem Insult und arterieller Hypertonie beobachtet. Bei 27 Personen wurde mikroverkapseltes Glycin wie folgt appliziert.

1-3 Tage je 0,1 g/Tag; → 1 ½ bis 2 Monate 0,2 g 3x täglich.

Bei 26 der 27 mit Glycin behandelten Patienten wurde eine Senkung und Stabilisierung des Blutdrucks, Beseitigung der Kopfschmerzen, Besserung des Gedächtnisses und Normalisierung des Schlafs erreicht [Komissarova und Nartsissov 2001].

Weitere Studien haben diese Therapieeffekte bestätigt.

Diese Beispiele zeigen, dass mikroverkapseltes Glycin besonders bei neuropsychischen und neurovegetativen Erkrankungen therapeutisch effektiv sein kann. Auf jeden Fall vermag es klassische Pharmakotherapien zu ergänzen und deren unerwünschte Arzneimittelwirkungen abzuschwächen bzw. zu beseitigen.

Weitere Studien zeigten, dass mikroverkapseltes Glycin die Hirn- und Herzdurchblutung fördert, den Herzrhythmus gewährleistet und bei Bluthochdruckkranken den Blutdruck senkt.

Fördernde Effekte des mikroverkapselten Glycins auf das Gedächtnis und die Aufmerksamkeit von jungen Erwachsenen

An 15 männlichen und 15 weiblichen Medizinstudenten wurde mit verschiedenen psychologischen Standardtests die Wirkung von Glycin auf Gedächtnis und Aufmerksamkeit im Doppelblindversuch geprüft. Es konnte festgestellt werden, dass Glycin die Aufmerksamkeit und das Gedächtnis signifikant steigern kann. Der Effekt war dann besonders groß, wenn durch Schlafdefizit infolge Schichtarbeit bzw. Jetlag-Syndrom diese kognitiven Prozesse beeinträchtigt waren [File et al. 1999].

Diese Untersuchungen wurden in der „United Medical and Dental Schools of Guy's and St. Thomas' Hospitals", Guy's Hospital, London, United Kingdom durchgeführt.

Weitere Studien belegen die Gedächtnisverbesserung nach der Glycin-Applikation.

Anwendung von sublingual appliziertem, mikroverkapseltem Glycin in der Prophylaxe und Therapie bei Patienten mit Alkohol- und Drogenabhängigkeit (narkologische Patienten)

Die glycininduzierte direkte unspezifische Konjugation von Xenobiotika und Kenntnis derer molekular-biologischer

Mechanismen [Komissarova und Komissarova 2000] gab Anlass, mikroverkapseltes Glycin vor allem zur Therapie von Patienten mit Alkohol- und Drogenabhängigkeit anzuwenden. Dabei wurde durch die Glycinapplikation (Dosen 1,0-2,0 g und über längere Dauer), die Abschwächung der Alkoholwirkung, die Neutralisierung unerwünschter Nebenwirkungen von verschiedenen klassischen Pharmaka sowie Reduzierung oder Verhinderung der Entzugssymptomatik bei drogen-, alkohol- und arzneimittelabhängigen Patienten nachgewiesen [Mashkova et al. 1996; Komissarova 1995].

Die überzeugenden Effekte des Neuroprotektors Glycin bei der angeführten Anwendung gaben Anlass, dass die sublinguale Glycinapplikation zum Standardtherapieprogramm bei dieser Patientengruppe der einschlägigen Moskauer Kliniken gehört. (Informationsbrief des Gesundheitskomitees der Stadt Moskau an Chefärzte der suchtmedizinischen Fürsorgestellen, psychoneurologischen Fürsorgestellen, narkologischen Krankenhäuser, psychiatrischen Krankenhäuser für Kinder. N 2218/26 vom 01.11.1996.)

Dem Autor ist bekannt, dass bei jeder Entzugskur von Suchtkranken (Drogen, Alkohol, Arzneimittel und Nikotin) in den russischen Spezialkliniken mit höheren Dosen von Glycin die Entzugssymptome abgeschwächt werden oder gar nicht in Erscheinung treten. Auch in Akutfällen (nach Alkoholgenuss bei Feiern) kann mikroverkapseltes Glycin den üblichen Kater „vertreiben“.

Effektive Therapien von zugeführtem sublingualem Glycin bei ischämischen Insulten (Schlaganfällen)

Zahlreiche Untersuchungen, die vor allem unter Leitung des Neurologen Eugeni Gusev durchgeführt wurden, zeigten, dass mikroverkapseltes Glycin bei sublingualer Applikation bei Patienten mit akutem Hirninsulten Folgeschäden verhindern oder zu verringern vermag [Gusev et al. 1999a und b, 2001; Dyachkova et al. 1996; Skvortzova et al. 1995]. Nachfolgende kurze Zusammenfassung einer Arbeit von Gusev und Skvortzova [2001], die auch in englischer Sprache vorliegt, soll als Beispiel dienen.

Diese Untersuchungen von Gusev und Skvortzova [2001] haben gezeigt, dass sublingual oder buccal appliziertes mikroverkapseltes Glycin eine multikomponentelle anti-ischämische Wirkung im Gehirn ausüben kann. Die Untersuchungen wurden in der neurologischen Klinik der Staatlichen Russischen Medizinischen Universität in Moskau an 212 Patienten im Alter von 45-75 Jahren durchgeführt, die einen ischämischen Insult erlitten hatten. Die Therapie mit Glycin wurde innerhalb von 24 h nach dem Auftreten des zerebralen ischämischen Insults angestrebt. Bei dem größten Teil der Patienten setzte die Therapie bereits innerhalb der ersten sechs Stunden nach

Auftreten des Schlaganfalls (Apoplexie) ein.

Diese Aminosäure aktiviert die natürlichen Hemmungsprozesse indem sie sich an glycinergische und GABAerge Rezeptoren des Gehirns und des Rückenmarks bindet. Infolge dessen werden endogene toxische Stoffe (Aldehyde, Ketone usw.), die sich beim Insult in großen Mengen durch Kaskadenreaktionen bilden und die akute zerebrale Ischämie stimulieren, neutralisiert (xenobiotischer Effekt).

Mikroverkapseltes Glycin beseitigt Herde ischämischer Schädigungen im Gehirn

Glycin bewirkt während einer sechstägigen Applikationskur im Vergleich zu nicht mit Glycin behandelten Patienten eine Beschleunigung der Rückbildung der neurologischen und Bewusstseinsstörungen sowie der Hirnstammsymptomatik und der Beseitigung der Herde ischämischer Schädigungen.

Dies zeigte sich auch bei einer Kontrolle am 20./21. Tag der Erkrankung und täglicher Glycinapplikation. Die Tagesdosis betrug 1,0 g Glycin. Dieser therapeutische Effekt war besonders ausgeprägt, wenn die Therapie in den ersten Stunden nach Auftreten des ischämischen Insults begann.

Katamnestische Untersuchungen nach 1-3 Jahren der mit Glycin therapierten Insultpatienten wiesen einen stabilen Funktionszustand der hirnphysiologischen Prozesse sowie eine Rückbildung der neurologischen Symptomatik bei 66,7 % aus. Bei der nicht mit Glycin therapierten Patientengruppe waren nur 25 % mit diesem therapeutischen Effekt festzustellen. Keine Rückbildung der neurologischen Befunde wurde bei den mit Glycin therapierten Patienten mit 13,3 %, bei den ohne Glycin therapierten Patienten mit 35 % nachgewiesen. Der letale Ausgang betrug bei den Glycintherapierten 6,7 % und bei den ohne Glycin Therapierten 17,5 %.

Es handelt sich bei diesen Untersuchungen um eine doppelblindkontrollierte Studie. Diese Ergebnisse zeigen, dass sublingual oder buccal appliziertes mikroverkapseltes Glycin bei der Therapie von ischämischen Hirninsulten gegenüber klassischen Pharmatherapeutika wie Cerebrolysin, Pirazepam und Pikamilon eine höhere Effektivität auswies.

Liquoruntersuchungen des Rückenmarks an 132 Patienten (58 mit Glycin therapiert), 74 mit klassischer Basispharmakatherapie, bewiesen, dass das Neurotransmitterhemmungssystem bei Patienten mit mittlerem und schwerem Schweregrad des Insults mit mikroverkapseltem Glycin aktiviert wird. Bei äußerst schweren Fällen wird durch Glycin die Konzentration von Aspartat (exzitatorischer Neurotransmitter, dem Glutamat eng verwandt) im Liquor gesenkt, wodurch eine positive Bilanz mit dem Neurotransmitterhemmungssystem erreicht wird.
Diese kompensatorische Reaktion trägt zur Erhöhung der Überlebensrate bei. [Gusev und Skvortzova 2001]

Dienstanweisung an die Notfallmedizin

Die Erfahrungen mit der erfolgreichen Anwendung von Glycin in der akuten Phase des zerebralen ischämischen Insults gab Anlass zu folgender Dienstanweisung des Ministeriums für Gesundheitswesen der RF (Russische Föderation) an die Notfallmedizin, wodurch Folgeschäden prophylaktisch effektiver entgegengewirkt werden konnte.

Dienstanweisung des Ministeriums für Gesundheitswesen der Russischen Föderation (RF) Nr. 25, vom 25.01.1999:

„Über Maßnahmen zur Verbesserung der schnellen Medizinischen Hilfe" (Notfallmedizin)

„Patienten mit gestörtem Hirnkreislauf ist sofort sublingual das Präparat Glycin zu applizieren."

„Glycin gehört in die Arzneiausrüstung der spezialisierten, neurologischen Erste-Hilfe-Einsatz-Mannschaften."

Anhang 1 zur Dienstanweisung: „Anwendung und Anwendungszeiten für Glycin sind ausführlich in den Richtlinien der RF für Ärzte zur Anwendung von Arzneimitteln beschrieben (Formula System)".

Die Wirkungseffekte von Glycin bei der Anwendung des akuten Insults (Schlaganfall) und der damit einhergehenden Ischämie (Durchblutungsstörungen) werden in Arbeiten von Kravchenko [2015] und Nartsissov et al. [2015] für die medizinischen Fachexperten ausführlich beschrieben.

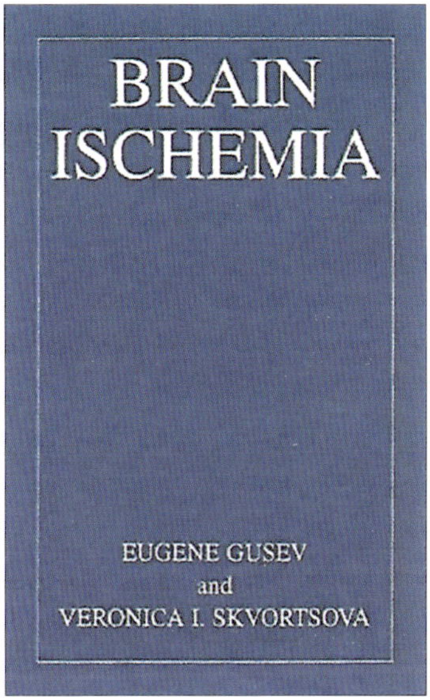

Abbildung 17

Erwähnenswert ist noch, dass mikroverkapseltes Glycin als Antioxidans (Fänger von freien Radikalen) wirken kann und bei der Korrektur der Regulation des metabolischen Syndroms eine gute Unterstützung geben kann.

Erkenntnisse bei der Anwendung des mikroverkapselten Glycins zur sublingualen Applikation von eigenen wissenschaftlichen Untersuchungen und praktischen Erfahrungen

Vorbemerkung: Nachfolgend werden die Ergebnisse der im Kurzentrum Natur-Med, Davutlar (Westtürkei) durchgeführten Untersuchungen dargestellt. Die Applikation des Glycins war Teil einer naturheilkundlich orientierten, nicht medikamentösen Kur, die vor allem dem Erlernen eines gesunden Lebensstils diente. Das Kurprogramm wurde 2004 von Prof. Dr. Karl Hecht und dem Leiter des Kurzentrums Dr. med. Yasar Yilmaz erarbeitet. In Anlehnung an das in der Nähe liegende Asklepieion in Bergama (Pergamon, Westtürkei) aus der Zeit der Antike wurde das Programm Asklepioskur genannt. Das Programm der Asklepioskur hat zur Grundlage Erkenntnisse der Antike und Erkenntnisse der Weltraummedizin.

Da die sublinguale Applikation von mikroverkapseltem Glycin Abstinenzsymptome nach Absetzen der meisten klassischen Arzneimittel verhindert, konnte die Asklepioskur als reine Naturheilkur realisiert werden.

Regelmäßiger Tagesablauf der Asklepioskur als Standard:

Die Asklepioskur in Natur-Med, Davutlar besteht aus einem chronobiologisch streng orientierten Tagesprogramm, das sich täglich wiederholt:

Schlaf von 22:00-06:00 Uhr

6:15-6:30 Uhr leichte Dehngymnastik

Danach 1 ½ Stunden Bergwanderungen oder Wanderung am Strand des Ägäischen Meers.

Ab 8:00 Uhr ca. 45 Minuten Thermalwasserbaden zur Auflockerung der Muskeln Zwischendurch kurze Abkühlung im Kaltwasser-Mineralwasserbecken

Im Folgenden 20-30 Minuten Gesundheitsseminar

10-12 Minuten mental gesteuerte rhythmische Atmung wie bei Blutdruckentspannungstest

09:30-10:00 Uhr Frühstück

Nach dem Frühstück erfolgen physio- und hydrotherapeutische Applikationen.

13:00-14:00 Uhr Mittagessen

Nach dem Mittagessen ein gemeinsamer Minischlaf von 10-15 Minuten

Nachmittag physio- und hydrotherapeutische Applikationen

Wassergymnastik im Thermalwasserbecken

18:00-19:00 Uhr Abendessen

Nach dem Abendessen Kulturprogrammen, Freizeit, Wandern

Durch den Hintergrund der Regelmäßigkeit der Asklepioskur wurde auch die Wirkung des Glycins begünstigt.

Schlussfolgerung: Da heute auch von Teilen der Schulmedizin der gesunde Lebensstil als wichtig für die Behandlung von Krankheiten gefördert wird,

z. B. für Bluthochdruckkrankheit, Diabetes mellitus 2, Burnout-Syndrom, stressinduzierte Erkrankungen, können unsere Ergebnisse mit der Kombination von Asklepioskur und Applikation von mikroverkapseltem Glycin als Modell-Vorbild dienen.

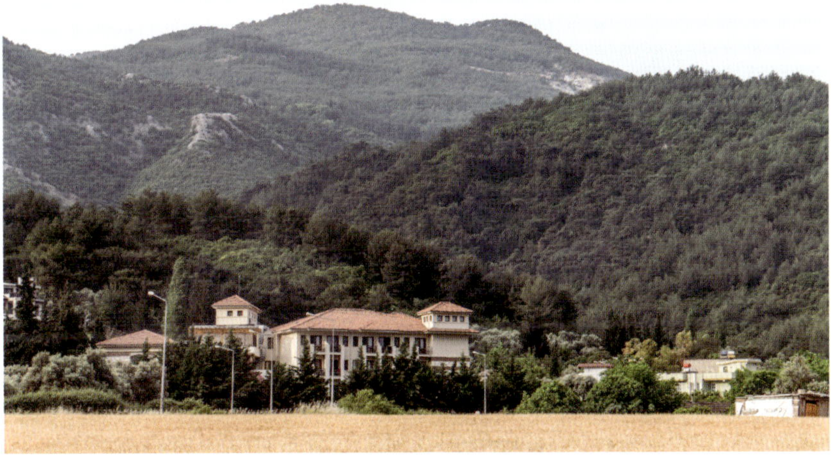

Abbildung 18: Natur-Med, Bettenhaus (Archiv Hecht)

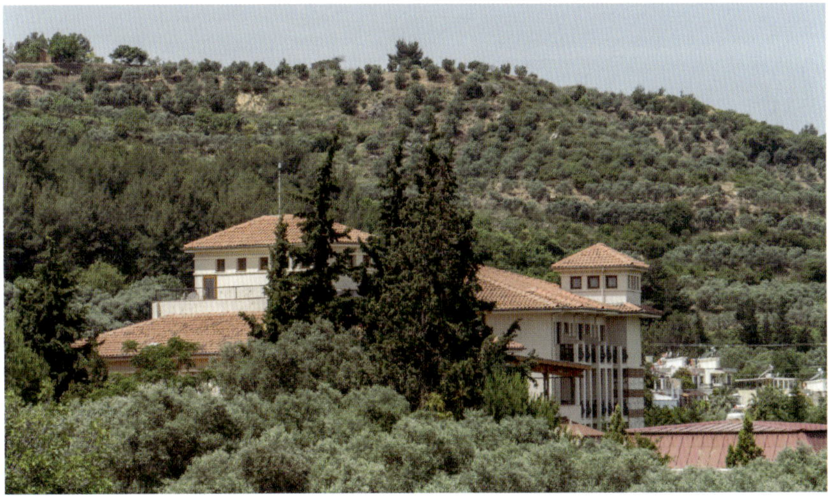

Abbildung 19: Natur-Med, Bettenhaus (Archiv Hecht)

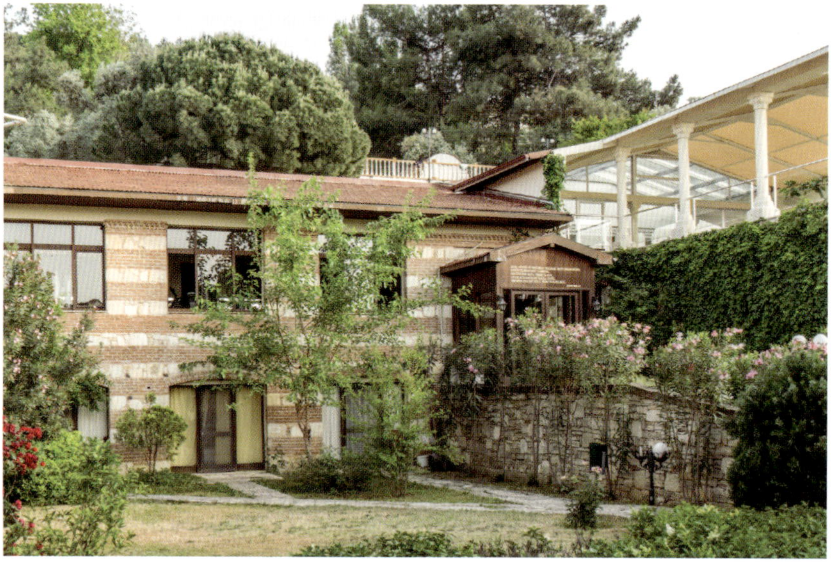

Abbildung 20: Behandlungshaus von Natur-Med (Archiv Hecht)

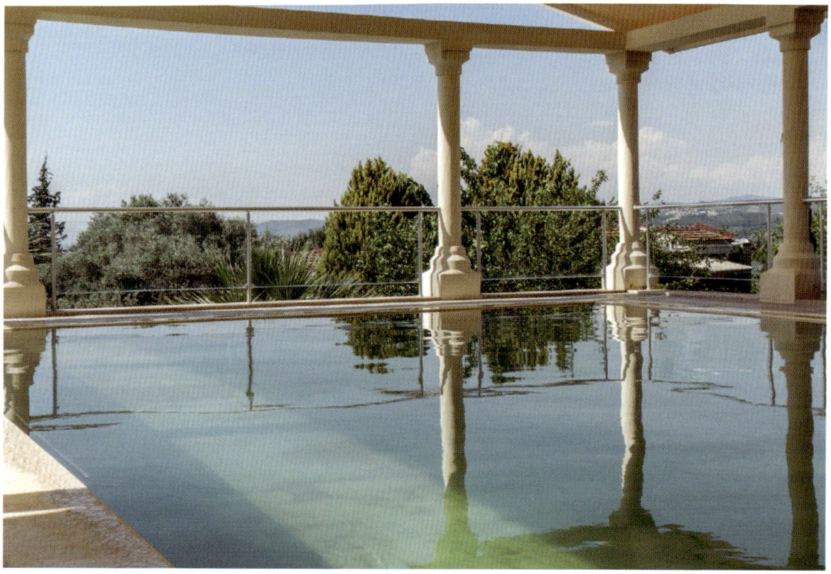

Abbildung 21: Thermalwasserbecken (Archiv Hecht)

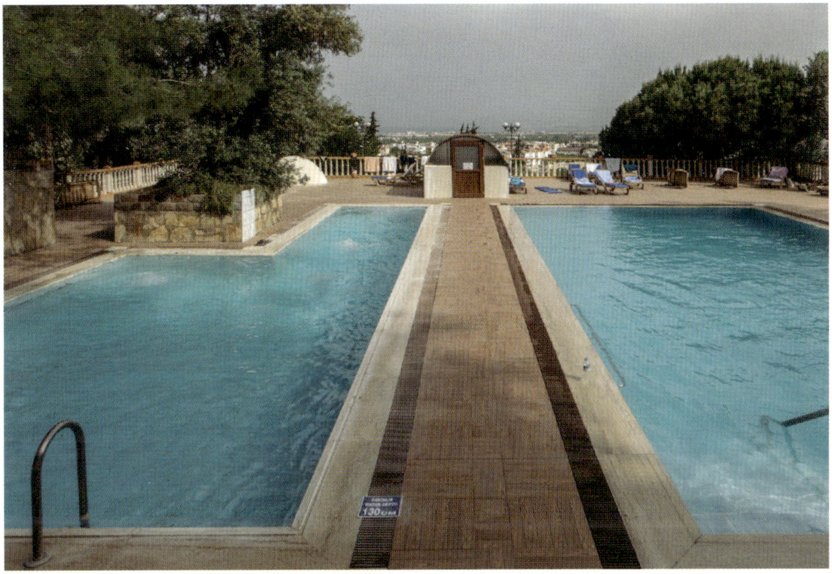

Abbildung 22:
Thermalwasser
[Archiv Hecht]

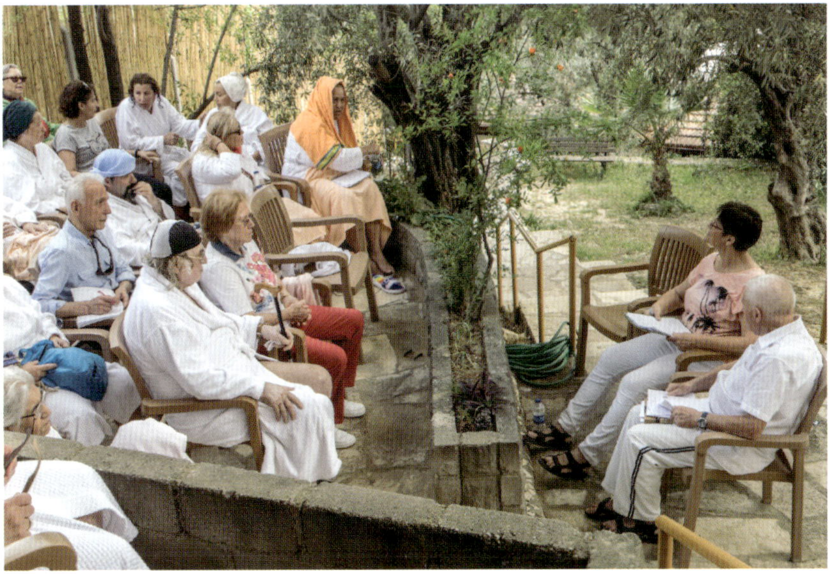

Abbildung 23:
Gesundheitsseminar
[Archiv Hecht]

Abbildung 24: Qigong Meditation [Archiv Hecht]

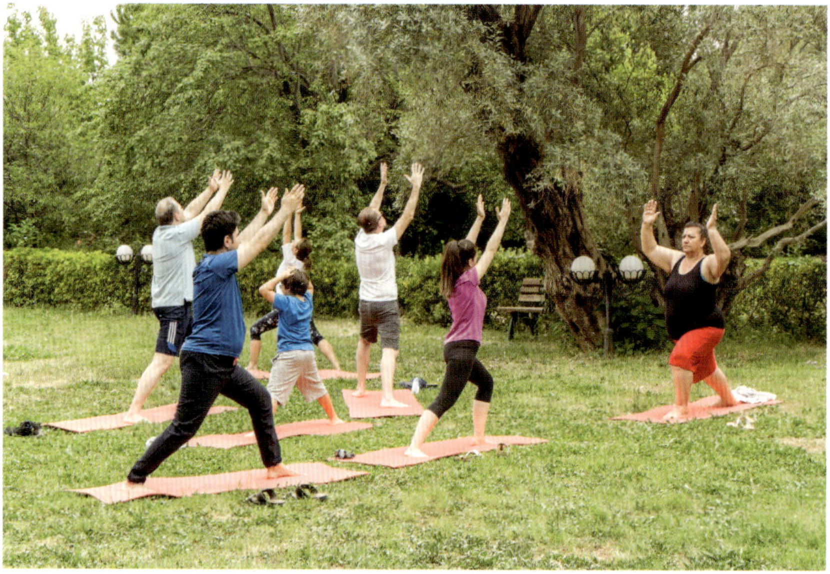

Die nachfolgenden Ergebnisse stellen Extrakte von Publikationen in der Zeitschrift „Orthomolekulare Medizin und Ernährung", 2010 Nr. 130 und 131 dar.

- „Teil 1: Glycin – ein Bioregulid in neuropsycho-physiologischen Prozessen des Menschen. Erkenntnisstand zur Glycinfunktion in Lebensprozessen und Beispiele der Anwendung in der Therapie." Prof. em. Prof. Dr. med. habil. Karl Hecht.
- „Teil 2: Glycin – ein Bioregulid in neuropsycho-physiologischen Prozessen des Menschen. Erkenntnisstand zur Glycinfunktion in Lebensprozessen und Beispiele der Anwendung in der Therapie." Prof. em. Prof. Dr. med. habil. Karl Hecht und Dr. sc. med. Hans-Peter Scherf.
- „Kasuistik – Glycinwirkung bei einem Patienten mit coma vigile (Wachkoma). Wirkungsnachweis anhand elektrophysiologischer Schlafprofile. Prof." em. Prof. Dr. med. habil. Karl Hecht und Maximilian Christl.

Verhinderung der Entzugssymptomatik nach abruptem Absetzen langjähriger Multimedikation zu Beginn einer Naturheilkur mit sublingual appliziertem, mikroverkapseltem Glycin bei älteren Hypertonikern

Studien zeigen immer wieder [Großklaus 2005; Köppel 2003; Mühlberg 2002], dass bei älteren Menschen mit Multimedikationen äußerste Vorsicht geboten ist, weil es einen Gerontopharmakologie so gut wie nicht gibt. Erkenntnisse der Pharmakawirkung von jüngeren Menschen lassen sich nicht auf die älteren ohne weiteres übertragen.

Infolge dessen orientieren sich nicht wenige Ärzte auf eine nichtmedikamentöse Therapie [Middecke et al. 2006; Schauder et al. 2006]. Auch wir gehen seit 2004 den Weg der nichtmedikamentösen Therapie.

Im naturmedizinischen Thermalbad-Kurzentrum Natur-Med Davutlar, Westtürkei, werden seit ca. 2004 Asklepioskuren zur Entstressung und zur Wiederherstellung des Gesundheitszustands mit nichtmedikamentöser Therapie ohne Verwendung von klassischen Pharmaka nach einem Konzept von Prof. Dr. Karl Hecht und Dr. med. Yasor Yilmaz durchgeführt.

Ein großer Teil der Patienten in Natur-Med besteht aus älteren chronisch Kranken. Bei diesen liegt größtenteils eine Multimorbidität mit einer Dominanz der arteriellen Hypertonie und Stoffwechselkrankheiten (metabolisches Syndrom) vor. Die Therapie der Patienten **vor dieser Kur** erfolgte mit klassischen Antihypertensiva über längere Zeit, mindestens ein Jahr bei täglicher Applikation, ohne allzu effektiv zu sein. Häufig erhielten die Patienten zusätzlich Hypnotika, Antidepressiva, Antineuralgika und Tranquilizer. Zur Gewährleistung einer effektiven Kur, die gewöhnlich 14-20 Tage dauerte, war es notwendig, zur Realisierung einer naturheilkundlichen Ganzheitstherapie alle Störfaktoren, wozu wir die klassischen Pharmaka zählten, abrupt auszuschalten.

Beim Absetzen langzeitiger Medikation wird gewöhnlich empfohlen, die Therapie mit Dosisverringerung „auszuschleichen". Wenn wir das Ausschleichen der medikamentösen Therapie akzeptieren würden, dann wäre dieses ein Störfaktor für die nichtmedikamentöse Naturheil-Therapie gewesen.

Da uns aus den Untersuchungen der russischen, medizinischen Wissenschaft bekannt ist, dass das sublingual applizierte mikroverkapselte Glycin grundsätzlich die Abstinenzsymptome lindern oder verringern kann [Mashkova et al. 1996], haben wir Glycin zur Verhinderung der Abstinenzsymptomatik nach abruptem Absetzen vorausgegangener langzeitiger Multimedikationen beim Übergang zu einer nichtmedikamentösen Therapie bei älteren chronisch Kranken eingesetzt. Über diese Ergebnisse soll nachfolgend berichtet werden. Zur Kontrolle wurden neben der Beurteilung des Befindenverhaltens der Blutdruck und die Herzfrequenz gemessen. Dazu wurde der Blutdruckentspannungstest (BET) nach Karl Hecht [Hecht et al. 1991, 2001; Hecht und Savoley 2002; Hecht et al. 2007; Scherf et al. 2006] verwendet.

Die Beurteilung des Abstinenzsyndroms erfolgt gewöhnlich an folgenden Parametern: Blutdruckinstabilität, Tachykardie, Kopfschmerzen, Schweißausbrüche, Tremor der Finger, innere Unruhe, Schlafstörungen, apathisch-depressives Symptom und Halluzinationen.

In diese Untersuchungen wurden 58 Patienten im Alter von 43-84 Jahren,

27 Frauen und 31 Männer, einbezogen. Die Patienten erhielten vor der Kur bei täglicher Einnahme 2-6 Medikamente (wobei bei Hypertonikern häufig eine Kombinationstherapie mit mindestens 3 verschiedenen Wirkstoffen angesetzt war) und die größtenteils für die Dauer von 2-5 Jahren appliziert wurden, wie aus folgenden Aufstellungen hervorgeht:

Tabelle 5: Anzahl der Medikamente, die bei 58 Patienten täglich verordnet wurden

2 Medikamente	08 Patienten	13,8 %
3 Medikamente	15 Patienten	25,9 %
4 Medikamente	19 Patienten	32,7 %
5 Medikamente	12 Patienten	20,7 %
6 Medikamente	04 Patienten	06,9 %

ACE-Hemmer	46 Patienten	79,3 %
Betarezeptorenblocker	58 Patienten	100 %
Diuretika	49 Patienten	84,4 %
Hypnotika	13 Patienten	22,4 %
Tranquilizer	07 Patienten	12,0 %
Antidepressiva	14 Patienten	24,1 %
Antineuralgika	28 Patienten	48,3 %
Sonstige (z.B. Hormone)	07 Patienten	12,0 %

Tabelle 6: Verabreichte Medikamente bei 58 Patiente

Tabelle 7: Dauer der Medikamentenapplikation bei 58 Patienten

> 1 Jahr	03 Patienten	05,2 %
> 2 Jahre	11 Patienten	19,0 %
> 3 Jahre	19 Patienten	32,7 %
> 4 Jahre	10 Patienten	17,2 %
> 5 Jahre	13 Patienten	22,4 %
> 6 Jahre	02 Patienten	03,5 %

Zur Beurteilung des Glycineffekts sind die Daten des BET von drei verschiedenen Tagen herangezogen worden.

1. Am ersten Tag der Kur, an dem der Patient noch alle Medikamente einnimmt, die er die ganze bisherige Zeit einnahm (Kontrolle 1: mit bisheriger Medikation).
2. Danach erfolgt das Absetzen aller bisherigen Medikationen und es wird Glycin täglich nach folgendem Schema sublingual appliziert: 07:00 h, 13:00 h, 19:00 h, 21:00 h, 22:00 h. Nach der Applikation einer vollen Tagesdosis von Glycin wird erneut der BET durchgeführt. Das ist gewöhnlich am Vormittag des 3. Kurtags (Kontrolle 2: Absetzen + Glycin).
3. Nach der Verabreichung weiterer sechs Glycintagesdosen wird der Blutdruckentspannungstest täglich durchgeführt (Kontrolle 3: letzter Blutdruckentspannungstest mit Glycin).

An den Kontrolltagen 2 und 3 wurde auch die Abstinenzsymptomatik bei den Patienten überprüft.

Während dieser Natur-Med-Kur absolvierten die Patienten das Asklepios-Kurprogramm mit Berg- oder Strandwanderungen, Thermalwasserbaden, Boden- und Wassergymnastik, rhythmischen Atemübungen, Minischlaf am Tage, Gesundheitsseminar sowie verschiedenen physiotherapeutischen Prozeduren.

Parameter	Anzahl	Untersuchung 2 nach Absetzen + 1 Tag Glycin		Untersuchung 3 nach 7 Tagen Glycin	
Blutdrucklabilität	58	58	0	58	0
Tachykardie	58	58	0	58	0
Kopfschmerz	58	56	2	58	0
Schweißausbruch	58	58	0	58	0
innere Unruhe	58	57	1	58	0
Tremor	58	58	0	58	0
depress. Störung	58	58	0	58	0
Halluzination	58	58	0	58	0

Tabelle 8: Prüfung der Abstinenz-(Entzugs-)symptomatik unter der Wirkung des mikroverkapselten Glycins (sublingual appliziert)

Wie unsere Ergebnisse es zeigten, konnten, nach täglicher Applikation von mikroverkapseltem Glycin, anhand der verwendeten Parameter bei älteren Menschen keine Abstinenzsymptome bei abruptem Absetzen von Medikamenten nach permanenter jahrelanger Applikation beobachtet werden. Dieser Befund steht im Gegensatz zu den Angaben auf den Beipackzetteln der Medikamente und zu den einschlägigen ärztlichen Anleitungen. Wir führen diesen Effekt auf die sublinguale Applikation des mikroverkapselten Glycins zurück. Dieser Glycineffekt bei älteren Patienten ist bemerkenswert, wenn er auch durch das Kurprogramm unterstützt wird.

Wir können daher die Schlussfolgerung ziehen, dass, beurteilt am Blutdruck, der Herzfrequenz des registrierten Schlafes und der klinischen Befunderhebung, sublingual appliziertes mikroverkapseltes Glycin die Fähigkeit besitzt, Abstinenzsymptome zu neutralisieren, wenn ein abruptes Absetzen nach einer langzeitigen Multimedikation unter einheitlichen naturmedizinischen Kurbedingungen erfolgte.

Im Kurzentrum Natur-Med Davutlar, in dem seit 2004 nichtmedikamentöse Naturheilkuren durchgeführt werden, werden zu Beginn der Kur prinzipiell die meisten Medikamente abgesetzt und mikroverkapseltes Glycin zur sublingualen Applikation routinemäßig eingesetzt.

In dieser Zeit werden nur selten Abstinenzerscheinungen beobachtet, die niemals gravierend waren.

Das hat zur Folge,

- dass die Patienten von der Last der Medikamente mit ihren unerwünschten Nebenwirkungen befreit wurden.
- dass die ganzheitliche Naturheilkur ohne den Störfaktor Medikamente und ohne

ihre Nebenwirkungen effektiv durchgeführt werden konnte.

- dass durch das mikroverkapseltes Glycin, welches meist nur noch 20 Tage weiter appliziert wurde, Symptome der Multimorbidität verringert werden konnten. Das betraf vor allem Patienten mit essentieller Hypertonie, Depression, Schlafstörungen, neurologischen Erkrankungen und Stressfolgeerkrankungen.

Senkung des Blutdrucks nach abruptem Absetzen langjähriger Multimedikation zu Beginn einer Naturheilkur mit sublingualer Applikation des mikroverkapselten Glycins

Mit der gleichen Gruppe, die oben angeführt wurde, wurde zusätzlich der Blutdruck und die Herzfrequenz nach gleichem Untersuchungsdesign getestet. Dazu wurde der von K. Hecht eingeführte Blutdruckentspannungstest verwendet.

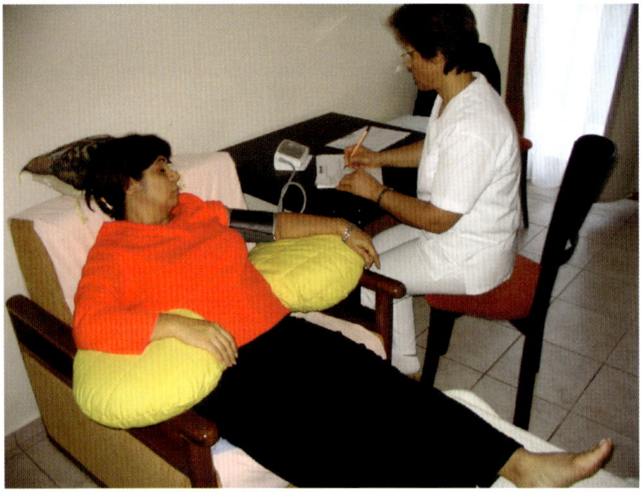

Abbildung 25: Durch Relaxation standardisierter Blutdruckentspannungstest (BET) nach Prof. Karl Hecht in seiner Durchführung [Archiv Hecht]

Methodik

Der Blutdruckentspannungstest besteht darin, dass der Untersuchte in relaxierender Position mit einer Oberarmmanschette (adaptiert an den Armumfang) mittels eines automatischen Blutdruckmessgerätes zehn Mal etwa im Ein-Minuten-Takt gemessen wird.

Vor Beginn der Messung wird der Patient instruiert, sich mit geschlossenen Augen und mit gedanklicher Konzentration auf den Atemrhythmus zu entspannen. Der Untersuchte wird zusätzlich aufgefordert, gedanklich konzentriert der Atemrhythmik zu folgen und mit seinen Gedanken nicht „wegzufliegen", weil sonst keine Entspannung möglich ist und der Blutdruck sofort ansteigt [Hecht et al. 1991, 2001; Hecht und Savoley 2002; Scherf et al. 2006].

Die jede Minute ermittelten und im Display angezeigten Werte des systolischen und diastolischen Blutdrucks sowie der Pulsfrequenz werden als Zeitreihen aufgezeichnet.

Aus den gewonnenen Zeitreihendaten des systolischen und diastolischen Blutdrucks und der Pulsfrequenz wurden die folgenden Daten aufbereitet:

1. Ermittlung des Ausgangswerts Blutdruck und der Pulsfrequenz.
2. Ermittlung der Entspannungswerte (der niedrigste Wert des systolischen Drucks der letzten fünf Werte der Zahlenreihe)

Systolischer Blutdruck		
Kontrolle 1: Mit bisheriger Medikation		
	Mittelwerte	
Ausgangswert:	145,9±21,8 mmHg	p<0,01
Relaxationswert:	124,5±15,2 mmHg	(Diff 21,4 mmHg)
Kontrolle 2: Absetzen + Glycin		
Ausgangswert:	142,9±14,4 mmHg	p<0,01
Relaxationswert:	123,3±12,2 mmHg	(Diff 21,6 mmHg)
Kontrolle 3: Mit 7 Glycin		
Ausgangswert:	133,6±10,2 mmHg	p<0,01
Relaxationswert:	114,8±10,1 mmHg	(Diff 18,8 mmHg)
Diastolischer Blutdruck		
Kontrolle 1: Mit bisheriger Medikation		
	Mittelwert	
Ausgangswert:	79,5±11,1 mmHg	p<0,01
Relaxationswert:	74,1±10,2 mmHg	(Diff 5,4 mmHg)
Kontrolle 2: Absetzen + Glycin		
Ausgangswert:	77,5±9,7 mmHg	p<0,01
Relaxationswert:	73,9±8,4 mmHg	(Diff 3,6 mmHg)
Kontrolle 3: Mit 7 Glycin		
Ausgangswert:	75,7±8,6 mmHg	p<0,01
Relaxationswert:	71,0±8,1 mmHg	(Diff 4,7 mmHg)
Herzfrequenz		
Kontrolle 1: Mit bisheriger Medikation		
	Mittelwert	
Ausgangswert:	73,9±15,5 mmHg	**n.s.** (p=0,18)
Relaxationswert:	72,8±14,0 mmHg	(Diff 1,1 mmHg)
Kontrolle 2: Absetzen + Glycin		
Ausgangswert:	74,1±13,4 mmHg	**n.s.** (p=0,06)
Relaxationswert:	73,0±12,2 mmHg	(Diff 1,1 mmHg)
Kontrolle 3: Mit 7 Glycin		
Ausgangswert:	71,3±11,2 mmHg	p<0,01
Relaxationswert:	68,2±10,6 mmHg	(Diff 3,1 mmHg)

Tabelle 9:
Prozentuale Anteile des Hypertoniebereiches und Mittelwerte mit Streuung der drei gemessenen Parameter: systolisch, diastolisch, Herzfrequenz (n.s. = nicht signifikant)

Der BET wurde immer zur gleichen Tageszeit von 11-13 Uhr durchgeführt.

Diese Ergebnisse sind unter dem Aspekt der systemischen Wirkung von mikroverkapseltem Glycin und naturheilkundlichen Kur zu sehen.

Zur Wirkung von sublingual appliziertem Glycin bei pharmakotherapeutisch induzierter chronischer Insomnie bei älteren Patienten – Nachweis mit elektrophysiologischen Daten

Es ist eine Tatsache, dass die heute am häufigsten applizierten Medikamente potentielle Schlafstörer sind [Hajak und Rüther 1995; Brismar et al. 1988; Danchin et al. 1988; Kostis et al. 1986; Uchiumi et al. 1988; Dahlhof et al. 1990; Rühle 1992; Roth et al. 1988; Mendelson 1987; Kay et al. 1988]. Dazu zählen u. a. folgende Medikamente: Antibiotika, Anticholinergika, Anticholesteretika und lipidsenkende Wirkstoffe, Antidepressiva, Antihistaminika, alle Antihypertensiva (Betarezeptoreninhibitoren, Kalziumantagonisten, ACE-Inhibitoren, Diuretika u. a.), Appetitzügler, Atmungsstimulatoren (z. B. Theophyllin), Benzodiazepine, andere Hypnotika, Neuroleptika, klassische Nootropika mit aktivierendem Effekt, Schilddrüsenhormone, Kortison, Prednisolon, Zytostatika (Chemotherapie bei Karzinom) u. a. [Hajak und Rüther 1995].

Im Internationalen Diagnostik- und Code Manual: Internationale Klassifikation der Schlafstörungen [1990] sind unter der Codenummer „780.52-0 Schlafstörungen durch Hypnotika“ angeführt.

Aus diesen Gründen können Schlafstörungen nur durch elektrophysiologische Registrierungen und nicht durch Befragungen und auf der Grundlage subjektiver Aussagen der Patienten diagnostiziert werden.

Kein Arzt würde z. B. die Diagnose „arterielle Hypertonie“ aufgrund der Aussage eines Patienten stellen, er würde immer messen. Der Schlaf, der viel komplizierter ist als die Blutdruckregulation, erfordert daher zur realen Diagnostik und Therapie unbedingt die Messung. Diese ist heute nicht nur im Schlaflabor möglich, sondern auch mittels eines ambulanten, automatischen elektrophysiologischen Schlafanalysators (AAESA) in gewohnter Schlafumgebung, d. h. im eigenen Schlafzimmer.

Während meiner mehrjährigen Tätigkeit im Kurzentrum Natur-Med Davutlar habe ich zahlreiche Untersuchungen von Schlafgestörten mittels AAESA vorgenommen.

In das Kurzentrum Natur-Med Davutlar (Westtürkei) kamen Patienten mit Schlafstörungen und teilweise jahrelanger Multimedikation und baten uns, sie von ihrem Leidensdruck (nicht schlafen zu können) zu befreien. Nachfolgend möchten wir eine Fallsammlung von 33 Patienten mit pharmakotherapeutisch induzierter Insomnie vorstellen, die wir mit einem ambulanten automatischen Schlafanalysator diagnostizierten und mit sublingual appliziertem Glycin therapierten.

Alle 33 Patienten hatten nach ihren eigenen Aussagen mehr oder weniger längere Zeit (1-20 Jahre) die verschiedensten Medikamente (bis 16 gleichzeitig) eingenommen und seit dieser Zeit auch Schlafprobleme bzw. unerträgliche Schlafstörungen.

Bei keiner dieser Patienten wurde zuvor eine elektrophysiologische Schlafdiagnostik vorgenommen. Die Diagnose „Schlafstörungen" bei der Aufnahme im Kurzentrum Natur-Med beruhte auf subjektiven Berichten der Patienten.

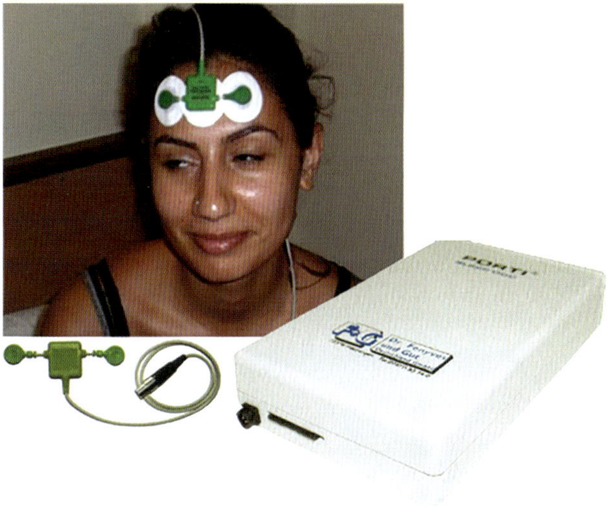

Abbildung 26: Ambulanter automatischer elektrophysiologischer Schlafanalysator zur Aufzeichnung und automatischen Klassifizierung der Schlafstadien und der Schlafqualität mittels 3-Punkt-Stirnelektrode unter Verwendung neuronaler Netztechnik (Hecht Archiv)

Wir nahmen in der zweiten Nacht des Kuraufenthalts, noch mit Einnahme der bisherigen Multimedikation, mittels des ambulanten automatischen elektrophysiologischen Schlafanalysators eine Nachtregistrierung vor (Ausgangswert mit Medikamenten) und setzten danach alle Medikamente, die bisher eingenommen wurden, ab.

Die am häufigsten eingenommen Medikamente waren: vier verschiedene Antihypertensiva, Antidepressiva, Anticholesterika, Hypnotika, Tranquilizer, Neuroleptika, Antibiotika.

Die Häufigkeit der elektrophysiologischen Untersuchungen nach Glycinapplikation war einerseits von der Normalisierung des Schlafs, andererseits von der Bereitschaft der Patienten die Messung durchzuführen abhängig.

Auch die Intensität der Schlafstörungen war sehr unterschiedlich. Sie stimmte nicht immer mit den subjektiven Aussagen der Patienten überein.

Anstelle der abgesetzten Medikamente applizierten wir täglich 0,5 g Glycin nach folgendem Schema:

07:00 h 1 Tablette
13:00 h 1 Tablette
19:00 h 1 Tablette
20:00 h 1 Tablette
21:00 h 1 Tablette

In einigen Fällen applizierten wir sublingual 0,6 g Glycin, indem wir nach 22:00 h eine weitere Tablette (0,1 g) verordneten.

An dem Tag mit Beginn der Glycinapplikation kontrollierten wir den Schlaf mittels ambulantem automatischem elektrophysiologischem Schlafanalysator. Wenn sich das Schlafprofil normalisierte, setzten wir die Untersuchung aus und betrachteten die Untersuchung als beendet.

Die Glycinapplikation sicherten wir für jeden Patienten noch für die Dauer von 4-6 Wochen nach der Kur. Die Patienten waren türkische Staatsbürger, zu einem Teil auch deutsche Staatsbürger.

Die Untersuchungen wurden mit einem ambulanten automatischen elektrophysiologischen Schlafanalysator (AAESA) durchgeführt. Der AAESA arbeitet mit künstlicher Intelligenz (neuronale Netze). Die Ableitung erfolgt über drei Stirnelektroden. Die Untersuchten werden dabei nicht belastet. Ein Softwareprogramm führt die Datenanalyse und die Klassifizierung der Schlafparameter nach dem internationalen Diagnostikmanual [Rechtschaffen und Kales 1968] aus.

Es werden folgende Stadieneinteilungen vorgenommen:

Wachsein
REM-Schlaf (Rapid-Eye-Movement)
NONREM-Schlaf
S1 = Übergang Wach-Schlaf (Halbschlaf)
S2 = oberflächlicher (leichter) Schlaf
S3 = mitteltiefer Schlaf
S4 = Tiefschlaf

S3 und S4 werden gewöhnlich unter der Bezeichnung DELTA-Schlaf oder Tiefschlaf oder Slow-Wave-Sleep zusammengefasst.

Das normale Schlafprofil wir durch die REM-NONREM-Zyklen charakterisiert.

Folgende wesentlichen Faktoren, die die Schlafqualität bestimmen, werden aus den Schlafprofilen entnommen:

- kurze Einschlafdauer
- der rhythmische Ablauf der Schlafzyklen
- ausreichender Anteil von Tief- und REM-Schlaf und deren richtiger Verteilung auf die Schlafzeiten (Rechtschaffen und Kales-Modell)
- geringer Wachanteil und kurze Einschlafzeiten [Hecht et al. 2007]

Die Schlafdauer, die fälschlicher Weise oft mit Schlafqualität gleichgesetzt wird, spielt wegen der großen Individualität eine sekundäre Rolle bei der Bewertung der Schlafqualität. Deshalb werden

- Kurzschläfer < 6h/Nacht (ca. 20 %)
- Mittellangschläfer 6-8 h/Nacht (ca. 65 %) und
- Langschläfer > 8 h/Nacht (ca. 15 %)

unterschieden [Hartmann et al. 1972; Forst et al. 1989; Webb und Agnew 1980].

Auf Grund der großen Streuung und der spezifischen Einzelfallproblematik ist eine gewöhnlich übliche statistische Bearbeitung der Daten faktisch nicht möglich.

Mit Hilfe von Medianbestimmung, prozentualen Anteilen von Verbesserungen oder Verschlechterungen möchten wir eine zusammenfassende Übersicht zu geben.

Ergebnisse

Die Ergebnisse werden anhand der wichtigsten Schlafparameter, die mit dem ambulanten automatischen elektrophysiologischen Schlafanalysator (AAESA) gewonnen wurden, dargestellt.

Es wird ein Vergleich der Ausgangsdaten, die noch unter dem Einfluss der bisherigen Medikation registriert worden sind, mit den Daten, die nach Absetzen dieser bisherigen Medikation und täglicher sublingualer Applikation von mikroverkapseltem Glycin gemessen wurden, vorgenommen.

Nachfolgendes Fallbeispiel soll unsere Ergebnisbeschreibung verständlich machen:

Patient Nr. 16: Alter: 45, Geschlecht: ♀

- Schlafstörungen seit: ca. 1 Jahr
- Medikamente seit: ca. 2 Jahren regelmäßig
- Art der Medikamente:
  Hypnotika (Benzodiazepine), Antihistaminika, Antidepressiva
- Weitere Erkrankungen: Depression, sehr niedriger Blutdruck

Befund nach 16 Glycinapplikationstagen:
Daten des Schlafprofils (Abbildung 27)
(Verbesserung ↑; Verschlechterung ↓; unverändert =)

Tabelle 10:

Parameter	Ausgangswerte mit Medikamenten	Wert der Abschlusskontrolle	Bewertung
Totale Schlafdauer	298 Min.	410 Min.	↑
Einschlafdauer	16 Min.	3 Min.	↑
Schlafeffizienz	79 %	97 %	↑
Wachzeit	60 Min.	4 Min.	↑
REM-Schlaf	29 %	31 %	↑
Deltaschlaf	12 %	15 %	↑
Rhythmus	teilweise	vollständig	↑
Konfiguration	teilweise	vollständig	↑
Entzugserscheinungen	REM-Überschuss, ansonsten keine		

Bemerkungen zum Therapieeffekt:

- Objektiv und subjektiv nach 16 Tagesapplikationen vollständige Normalisierung des Schlafs.
- Keine Depression
- Weitere sublinguale Applikation von Glycin

Wie in gezeigtem Einzelfallbeispiel verfuhren wir mit allen 33 untersuchten Patienten und stellten für die wichtigsten Schlafparameter Zusammenfassungen auf, indem wir die Verlängerung bzw. Verkürzung von allen 33 Patienten prozentual für jeden Parameter errechneten.

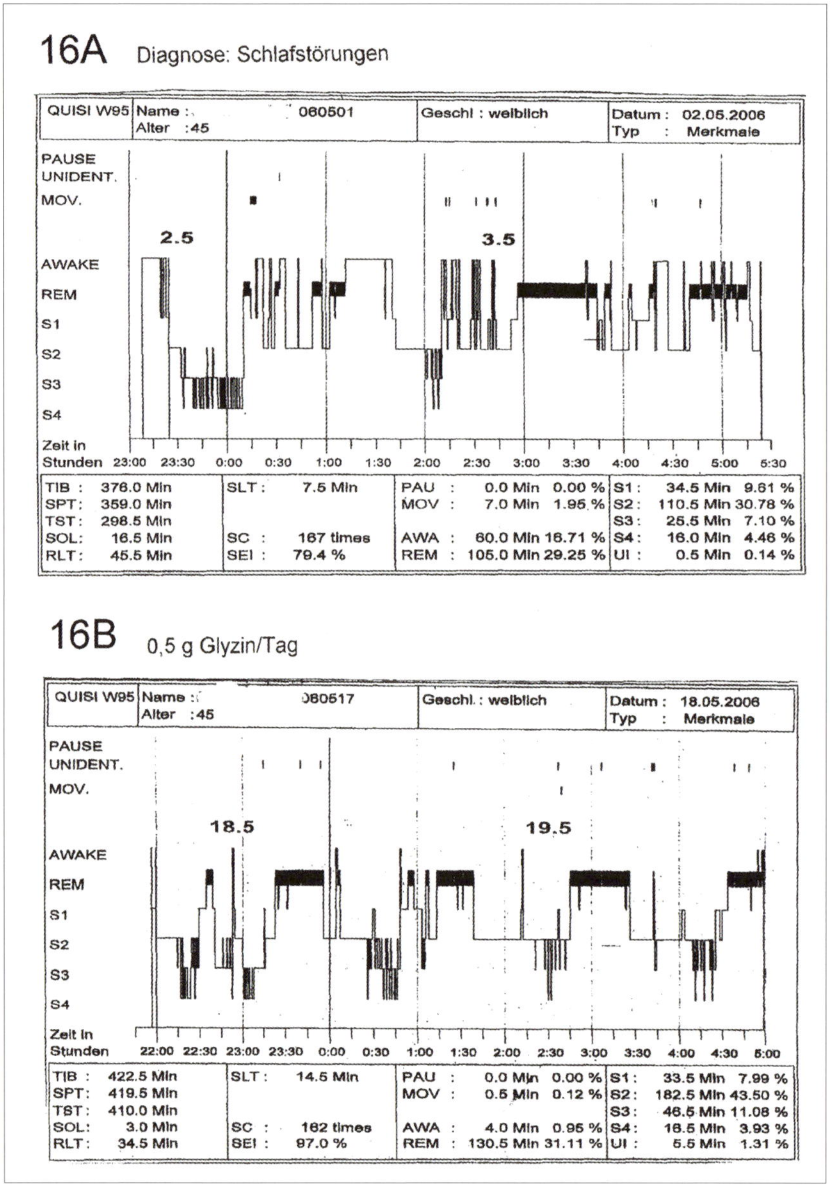

Abbildung 27:

Schlafprofile oben: Schlafverlauf des elektrischen Schlafprofils unter der Wirkung der klassischen Medikamente, unten: nach 16-tägiger sublingualer Applikation von mikroverkapseltem Glycin

Zusammenfassende Einschätzung der Ergebnisse von 33 schlafgestörten Patienten

Nachfolgende Übersicht soll die Frage beantworten, welche der untersuchten Schlafparameter am effektivsten vom Absetzen der Medikamente und der darauf erfolgenden sublingualen Applikation von mikroverkapseltem Glycin im Sinne einer Verbesserung beeinflusst worden sind.

Die als Verbesserung zu bewertenden Daten ergeben für folgende Parameter die angeführte Rangfolge:

1	Rhythmisierung der Schlafprofile (total und partiell)	100 %
2	Verbesserung der Schlafeffizienz	90,9 %
3	Erhöhung des REM-Schlafanteils	84,8 %
4	Verkürzung der Einschlaflatenz (-dauer)	75,8 %
5	Verlängerung der absoluten Schlafdauer	75,8 %
6	Verkürzung der nächtlichen Wachzeiten	54,5 %

Da die NONREM-Schlafphasen S1-S4 mehr von der Ausgangssituation, d. h. von der Intensität, vom Ausmaß und von der Art der Schlafstörungen abhängig sind, als die sechs angeführten Schlafparameter, haben wir sie nicht mit in diese Rangfolge eingeordnet.

Das gilt in erster Linie für unsere Untersuchungen, in denen wir alle Medikamente abrupt abgesetzt haben und sofort danach durch sublinguale Glycinapplikationen ersetzt haben.

In diesem Zusammenhang ist noch zu vermerken, dass wir durch dieses Vorgehen keine gravierenden Entzugserscheinungen beobachteten.

1. Absolute Schlafdauer (TST)

Verlängerung der TST	25 Fälle	75,8 %
Verkürzung der TST	8 Fälle	24,2 %
zu erwartender Effekt	Verlängerung der TST	

2. Einschlafdauer (SOL)

Verkürzung der SOL	25 Fälle	75,8 %
Verlängerung der SOL	5 Fälle	15,2 %
zu erwartender Effekt	Verkürzung der SOL	
In drei Fällen konnte keine Auswertung vorgenommen werden, weil infolge totaler Schlaflosigkeit kein Bezugswert gegeben war.		

3. Gesamtzeit des nächtlichen Erwachens (AWA) in Prozent

Verkürzung der AWA	18 Fälle	54,5 %
Verlängerung der AWA	11 Fälle	33,3 %
zu erwartender Effekt	Verkürzung der AWA	
Nichtauswertbare Fälle wegen fehlender Bezugswerte infolge totaler Schlaflosigkeit	4 Fälle	12,2 %

4. Schlafeffizienz (SEI) in Prozent

Erhöhung der SEI	30 Fälle	90,9 %
Verringerung der SEI	2 Fälle	6,1 %
keine Veränderung der SEI	1 Fall	3,0 %
zu erwartender Effekt	Erhöhung der SEI	

5. REM-Schlaf. Prozentualer Anteil vom Gesamtschlaf

Erhöhung des REM	28 Fälle	84,8 %
Verringerung des REM	5 Fälle	15,2 %
zu erwartender Effekt	Erhöhung des REM (wegen REM-Überschuss)	

6. Rhythmisierung des Schlafprofils
Merkmal eines physiologischen Schlafprofils ist die rhythmische Anordnung der REM-Zyklen. Diese Rhythmisierung war bei allen 33 Untersuchten durch arzneimittelinduzierte Schlafstörungen mehr oder weniger stark deformiert. Das Absetzen der langzeitigen Medikation und die Glycinapplikation stellen den physiologischen Rhythmus partiell (11,1 %), größtenteils vollständig (87,9 %) wieder her.

Wichtige Bemerkung

Stein [2007] berichtete über die Tagung der Arzneimittelkommission der deutschen Ärzteschaft im Januar 2007, auf der große Bedenken gegen Anwendung folgender Arzneimittel im Alter wegen ihrer unberechenbaren unerwünschten Nebenwirkungen erhoben wurden: Benzodiazepine und ihre Agonisten (Zolpidem, Zoplicon, Zaleplon), atypische Neuroleptika wie Risperidon, alle anticholinerg wirkenden Substanzen wie z. B. Diphenhydramin, trizyklische Antidepressiva, Amatriptylin, Doxepin und Imipramin sowie Theophilin. Dies sind Wirkstoffe, die bei älteren Menschen zur Einschränkung der kognitiven Funktionen bis zu Demenz führen können.

Aufgrund meiner Erfahrungen mit mehr als 1.000 älteren Patienten mit Schlafstörungen ist für diese Gruppe das mikroverkapselte Glycin zur sublingualen Einnahme die altersgemäße physiologische Alternative, verbunden mit einem ganzheitlichen-natürlichen Lebensstil.

Wirkungsvolle Effekte des Glycins bei schlafgestörten Menschen auch mit hoher Dosis peroral appliziert möglich

Die von uns erzielten Ergebnisse zur Schlafregulierung und Schlafförderung durch mikroverkapseltes Glycin, (0,5 g/Tag) sublingual appliziert, konnten von japanischen Schlafmedizinern mit hohen Dosen Glycin (3,0 g/Tag) peroral eingenommen, nachgewiesen werden. Diese Ergebnisse mit hohen Dosen Glycin wurden sowohl mittels subjektiver Parameter [Inagawa et al. 2000] als auch mittels Schlafpolygraphie-Schlaflabor [Yamadera et al. 2007] erzielt werden. Diese japanischen Schlafmediziner berichten, dass sich die Schlafqualität und die Schlafeffektivität durch Glycin verbessert und dass die zuvor bestehende Tagesmüdigkeit reduziert bzw. beseitigt wurde.

Fazit: Glycin präsentiert sich als ein schlafregulierendes und schlafförderndes Naturmittel ohne unerwünschte Nebenwirkungen und ohne Suchtpotential.

Das mikroverkapselte, sublingual eingenommene Glycin erreicht diesen Effekt in niedrigen Dosierungen, das peroral (über den Verdauungskanal gehende) verabreichte Glycin benötigt hohe Dosen (3,0 g/Tag).

Schlussfolgerungen

Das Glycin sollte aus meiner Sicht, bei richtiger Applikation, alle klassischen Schlafmittel ersetzen können und ohne unerwünschte Nebenwirkungen und ohne die Gefahr süchtig zu werden breite Anwendung finden. Wenn die Humanmedizin wirklich im Sinne von Hippokrates den Patienten keinen Schaden zufügen möchte und Schlafstörungen beheben will, dann sollte auf die klassischen Schlafmittel verzichtet und dafür Glycin eingesetzt werden.

Mikroverkapseltes Glycin zur sublingualen Einnahme beseitigt Hirnblutungen, die in Folge einer Narkose auftraten (Fallbeispiel)

Bei einem 75jährigen Patienten wurde 2007 eine neurobiologische Operation unter Vollnarkose vorgenommen. Nach Abklingen der Narkose hatte der Patient von Tag zu Tag zunehmend starke Kopfschmerzen. Vier Tage nach dieser Narkose wurde eine Blutung zwischen Hirn und Hirnhaut festgestellt. Zur Beseitigung der Blutung wurde eine Trepanation (Durchbohrung) der Schädeldecke vorgenommen. Es trat aber keine Besserung der Kopfschmerzen auf und damit einhergehend eine zunehmende Bewusstseinseinschränkung mit Gedächtnis-, Konzentrations- und Reaktionsverlust. Der Patient verfiel in einen schlafartigen Zustand.

Vor dieser Operation hatte der Patient gegen seine Schlafstörungen von mir verordnet ca. zwei Jahre mikroverkapseltes Glycin von täglich 0,5 g mit sehr guter Effektivität eingenommen. Seit der Operation wurde das Glycin abgesetzt. Ich schlug der behandelnden Ärztin vor, das mikroverkapselte Glycin wieder zu applizieren. Sie kannte die Glycinwirkung nicht, hatte aber nichts dagegen, da ihre Therapien keinen Erfolg hatten. Von diesem Zeitpunkt der Einnahme des mikroverkapselten Glycins (sublingual) erhielt der Patient täglich 1 g mikroverkapseltes Glycin. Drei Wochen nach Beginn der Glycinapplikation hatte der Patient wieder seinen normalen Bewusstseinszustand mit gutem Gedächtnis-, Konzentrations- und Reaktionsvermögen und seinen normal ablaufenden Schlaf.

Dieser normale Zustand besteht auch noch im Dezember 2019, also 12 Jahre nach dem Ereignis. Zwischenzeitlich konnte ich bei weiteren sechs Patienten über 70 Jahre mit derartigen postnarkotischen Hirnblutungen gleiche Effekte mit Dauerapplikation von sublingual eingenommenem mikroverkapseltem Glycin erreichen.

Schlussfolgerungen

Da mir aus der Literatur bekannt ist, dass bei älteren Menschen nach der Narkose Bewusstseinsverlust auftreten kann, möchte ich Ärztinnen und Ärzten empfehlen, in der Vorsorge und Nachsorge nach einer Narkose bei älteren Menschen das mikroverkapselte Glycin zu applizieren, das keine unerwünschten Nebenwirkungen hat und auch keine Dosisbegrenzung. So könnte das Risiko von Narkoseschäden gesenkt werden.

Kann Glycin Patienten mit Wachkoma helfen?

Ein Fallbeispiel: Wirkungsnachweis des Glycins anhand elektrophysiologischer Schlafprofile eines Wachkomapatienten.

In letzter Zeit wurden verschiedene Fälle von Wachkomapatienten öffentlich und warfen schwerwiegende ethische Fragen auf. So auch die Frage: Ist ein Wachkomapatient wirklich ein „Halbtoter" oder vermag er seine Umwelt wahrzunehmen?

Diese Frage wurde im Jahr 2019 häufiger in der Öffentlichkeit von Fans des Formel-1-Rennfahreridols Michael Schumacher gestellt, der sich nach einem Skiunfall, nach Berichten, im Wachkoma befinden soll. Aber schon öfter bewegt diese Frage viele Menschen, besonders aber die Angehörigen, wie zum Beispiel in folgendem Fall.

Anlass zu derartigen Fragen war auch die US-Amerikanerin Terry Schiavo. Sie lag 15 Jahre im Wachkoma. Am 18.03.2005 wurde auf richterlichen Beschluss die Ernährungssonde entfernt. Vom 27.03.2005 an hatte sie schwere Qualen. Sie schrie vor Hunger und Durst. Am 31.03. starb sie infolge Wassermangels [Klasmann 1010]. Auf richterlichen Beschluss wurde 2006 in Deutschland und 2008 in Italien bei jungen Wachkomapatienten die Ernährungssonde entfernt [Klasmann 2010].

Im November 2009 wurde die Weltöffentlichkeit aber positiv überrascht. Im Zentrum für Komaforschung an der Universität Lüttich, welches unter der Leitung des Neurologen Prof. Dr. Steven Loureys steht, gelang es, den 46-jährigen Ron Houben nach 23 Jahren Wachkoma wieder zum selbständigen artikulieren zu bringen. Unter Kontrolle der Kernspintomografie, d. h. unter direkter Beobachtung der Hirnfunktionen, konnte er mittels spezieller Sprachpädagogischen und psychomotorischen Methoden wieder ins wache Leben zurückgerufen werden. Ron Houben berichtete, dass er in der Zeit seines 23-jährigen Wachkomas bei vollem Bewusstsein war und alles miterlebt hat, was um ihn herum vor sich ging [Klasmann 2010; Dworschak 2009].

Im Februar 2010 ging eine weitere Meldung durch die Medien. Der 29-jährige Engländer Louis Duvena konnte nach fünf Jahren Wachkoma wieder reagieren. Prof. Adrian Owen, von der Universität Cambridge, konnte unter Kernspintomografie mittels eines Ja-/Nein-Frage-Prinzips feststellen, dass der Patient bei vollem Bewusstsein war [Gössmann 2010]. Diese Fälle lösten öffentlich Zweifel an dem derzeitigen Umgang mit Wachkomapatienten, an bisheriger Diagnostik und Therapie sowie an der richtigen Beurteilung der Wachkomapatienten aus.

Das Wachkoma des französischen Patienten Vincent Lambert hat ebenfalls in den vergangenen Jahren weltweit für Aufsehen gesorgt. Im Juli 2019 ist Lambert gestorben, nachdem kurz zuvor lebenserhaltende Maßnahmen eingestellt wurden. Der 42-jährige war 2008 bei einem Motorradunfall schwer verletzt worden. Seiner Frau und auch den behandelnden Ärzten zufolge lag Lambert daraufhin im Wachkoma, während seine Eltern davon überzeugt waren, dass ihr Sohn auf Bilder und Stimmen reagierte. Experten erhoben Zweifel an den Aussagen dieser Art seitens der Angehörigen.

Im Jahr 2003 trat eine Frau über meinen damaligen Mitarbeiter Maximilian Christl an mich heran und bat mich, ihrem Ehemann zu helfen und ihre Fragen zu beantworten. Sie hatte bis dahin ihren Mann mehrere Monate mit ihrer Hauspflege betreut und fühlte sich total überfordert. Ihr Mann wartete zu diesem Zeitpunkt auf die Einweisung in eine neurologische Klinik, bis dort ein Bett frei würde. Dieser Zeitpunkt war unbestimmt.

Da mir die Wirkung des mikroverkapselten Glycins zur sublingualen Applikation bei Schlaganfallpatienten durch Prof. Dr. Irina Komissarova bekannt war, sagte ich ihr meine Hilfe zu. Der 51-jährige Patient hatte nach einem Myocardinfarkt im Mai 2003 kurze Zeit später eine Apoplexia cerebri (Schlaganfall) und war im Koma. Der Versuch einer Reanimation endete mit dem Zustand Wachkoma und Muskelspasmus. Nach einer OP im September zur Entlastung der Arm- und Beinspastik war der Zustand des Patienten nochmals stark verschlechtert. Den Angehörigen erschien er als völlig teilnahmslos am Lebensgeschehen.

Aus diesem Grunde wurde von der Ehegattin des Patienten an mich die Frage gestellt, ob ein Patient mit Wachkoma noch Empfindungs-, Wahrnehmungs-, Emotions- und Reaktionsfähigkeit besitzt, und ob er überhaupt seine Umgebung wahrnehmen kann und zu schlafen vermag?

Auf Wunsch und mit Einwilligung der Ehegattin unterbreiteten und realisierten wir folgende Untersuchungsvorschläge:

1. Die Untersuchung des Schlafs des Patienten mit dem ambulanten automatischen elektrophysiologischen Schlafanalysator im Schlafzimmer des Patienten, um objektiv den Schlaf beurteilen zu können.
2. Glycintabletten Biotiki (mikroverkapseltes Glycin zur sublingualen Applikation) zu zermörsern und diese in die

Backentasche einzubringen und zwar mit einer täglich erfolgenden Dosis bis zu 1,0 g über den Tag zu verschiedenen Zeiten verteilt. Diese Art der Applikation konnte ohne Komplikationen realisiert werden.

Diese Untersuchungen wurden unentgeltlich, d. h. kostenlos für die Ehegattin von uns durchgeführt.

Der Patient befand sich seit über drei Monaten in diesem Zustand.

Die elektrophysiologische Registrierung des Schlafs (EEG) wählte ich, weil mir als Schlafmediziner bekannt war, dass auf diese Weise Symptome, die im Wachsein überdeckt werden, im Schlaf aufgedeckt werden können. Wir verwendeten einen im Schlafzimmer des Patienten anwendbaren ambulanten automatischen elektrophysiologischen Schlafanalysator (AAESA).

Die Schlafprofile wurden nach dem Standard von Rechtschaffen und Kales [1969] analysiert.

Nachfolgend berichten wir anhand der Schlafprofile über die Ergebnisse dieser Längsschnittuntersuchungen.

Ergebnis

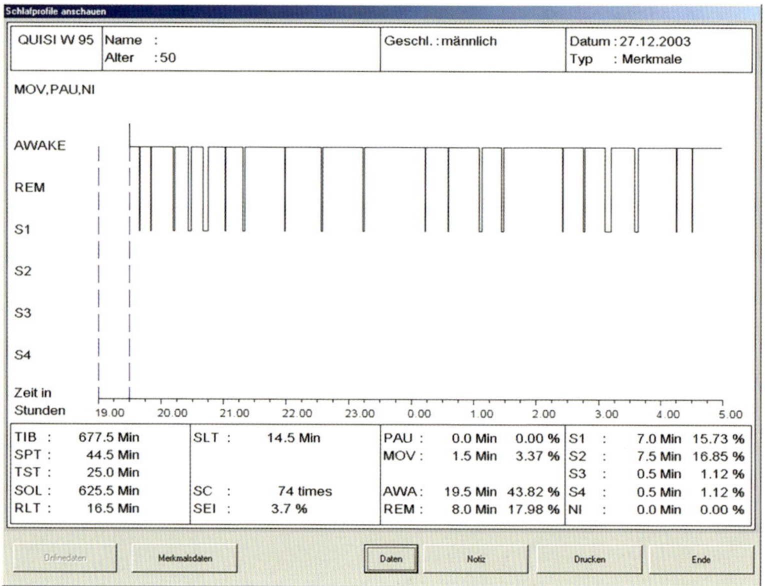

Abbildung 28: Erste Untersuchung, Schlafprofil ohne Glycin. Zeigt einen dominanten Wachzustand, der kurzzeitig durch Halbschlafepisoden (NONREM 1) durchsetzt ist. Faktisch kein Schlaf.

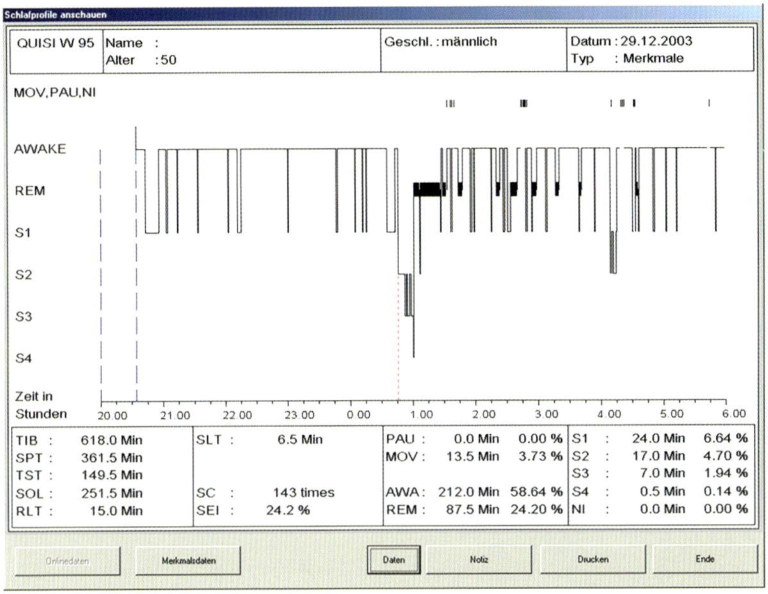

Abbildung 29:
Dritte Nacht, mit Glycin, REM-Schlafphasen treten auf, Dauer 45 Minuten

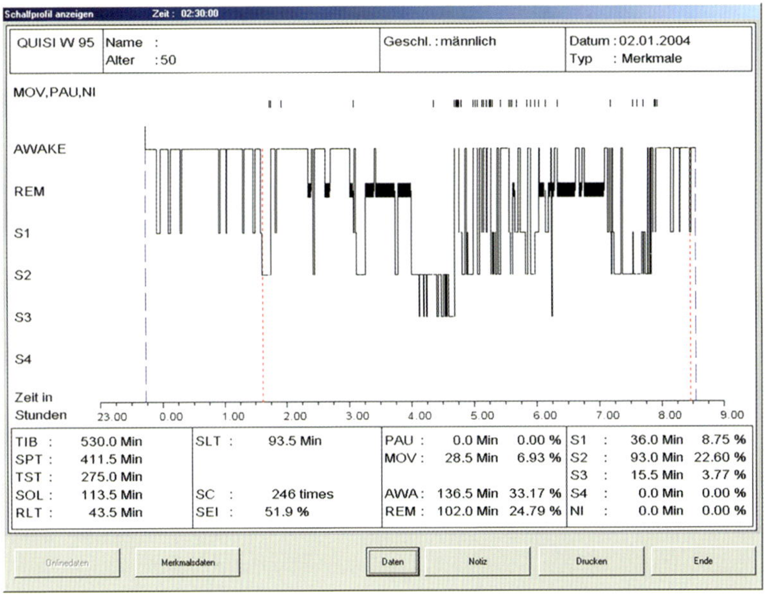

Abbildung 30:
Schlafprofil der 6. Nacht mit Glycin. Verschiedene Schlafphasen zeigen sich. Die Wachzeit beträgt nur noch 33 %, d. h. 67 % der Bettzeit sind mit Schlaf ausgefüllt.

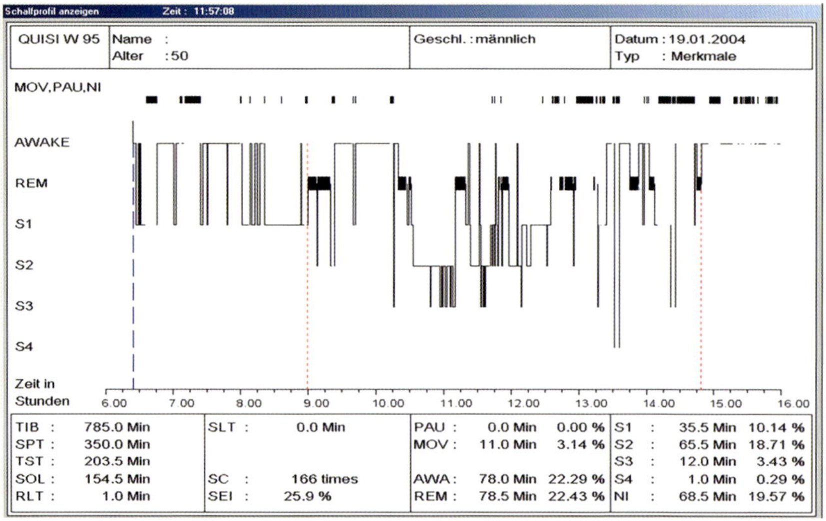

Abbildung 31: Schlafprofil nach 23 Tagen täglicher Applikation von Glycin. Schlafanteil 78 %. Weiter Tendenz zur Normalisierung

Beschreibung der elektrophysiologischen Schlafprofile

26/27.12.03 (ohne Glycin): der Patient befindet sich von 19:20 – 05:00 in einem Wachzustand mit relativ rhythmischem, kurzzeitigem Verweilen im NON-REM-Stadium 1 (Halbschlaf, Trance-Zustand). Noch am gleichen Tage wurde dem Patienten Glycin in der oben angeführten Dosis und Applikationsart verabreicht.

Das in der nächsten Nacht aufgezeichnete Schlafprofil zeigte die gleiche Form wie das am Vortag.

In der dritten Nacht nach der Applikation von mikroverkapseltem Glycin stellten wir zu unserem Erstaunen 87 Minuten = 24 % Anteil der Gesamtregistrierung REM-Schlaf fest (Referenzwert für REM-Schlaf bei normalem Schlaf 15-25 % Anteil an der gesamten Liegedauer).

Der REM-Schlaf wird als Traumschlaf bezeichnet, weil in Studien festgestellt wurde, dass nach dem Wecken am Ende des REM-Schlafs die Schlafenden berichteten, dass sie geträumt hatten. Nach dem heutigen Erkenntnisstand sollen während des REM-Schlafs informationsverarbeitende Prozesse vollzogen werden und ein Gedächtnistransfer vom Kurzzeit- in das Langzeitgedächtnis erfolgen.

In weiteren Untersuchungen an unserem Wachkomapatienten wurde in jeder Nacht ein REM-Schlaf-Anteil von über 20 % an der gesamten Liegedauer registriert. Das bedeutet einen Anteil, der auch bei Normalschläfern ausgewiesen wird. Das bedeutet aber auch, dass bei den Patienten informationsverarbeitende Prozesse im Gehirn, im Schlaf stattgefunden haben müssen.

Nach 19 Nächten der Glycinapplikation beobachteten wir das Erstaunliche: Der Patient reagierte mit den Händen, gab damit Reaktionszeichen und begann mit schwach artikulierten Worten sich zu verständigen, wie z. B. „Keks“ (Wunsch etwas zu essen), „Trinken“, „Kacken“ (Stuhlgang). Dieser Zustand wurde bis zum 23.01.2004 beobachtet. An diesem Tag erfolgte die vorgesehene Einweisung in eine neurologische Klinik.

Die Neurologen ignorierten unsere Untersuchungen und die Behandlung mit mikroverkapseltem Glycin. Nach Aussage der Ehefrau verschlechterte sich in der neurologischen Klinik der Zustand ihres Mannes und es erfolgte ein Rückfall in den ursprünglichen Wachkomazustand.

Schlussfolgerung

Dieser Einzelfall zeigt,

1. dass mit mikroverkapseltem Glycin zur sublingualen Applikation ein Patient mit Wahrnehmungs- und Bewusstseinsverlust wieder zur Umweltwahrnehmung und primitiven Reaktionen innerhalb einer etwa dreiwöchigen Applikation von mikroverkapseltem Glycin zurückkehren konnte. Leider war die Behandlungsdauer limitiert.
2. dass die Messung der bioelektrischen Prozesse des Patienten im Schlaf eine Diagnostikhilfe für Wachkomapatienten sein kann.
3. dass der Glycintherapie-Effekt mit dem übereinstimmt, der in russischen Arbeiten bei Patienten mit Schlaganfall beschrieben wurde.

Wir können uns auf Grund dessen den Auffassungen von Steven Laureys von der Universität Lüttich und Adrian Owen von der Universität Cambridge anschließen, die davon ausgehen, dass der Wachkomapatient in der Diagnostik und Therapie mehr Aufmerksamkeit verdient und dass er „keine tote Seele darstellt“, sondern nach wie vor als eine menschliche Persönlichkeit zu charakterisieren ist, die die Fähigkeit besitzt, die Umwelt wahrzunehmen und auch real zu schlafen. Neue Konzeptionen und Forschungsansätze sind daher dringend gefragt.

(Herrn Maximilian Christl sei an dieser Stelle herzlich für die Mitarbeit, insbesondere für die Datenerfassung mit dem ambulanten, automatischen Schlafanalysator und für die Analyse der Schlafparameter gedankt.)

Natürlich ist das ein Einzelfall. Leider werden verschiedene Angebote, Wachkomapatienten mit unseren Erfahrungen zu helfen, nicht angenommen.

Für einen klassischen schulmedizinischen Wachkomaexperten war unser völlig abwegiges Vorgehen bei einem Wachkoma, nämlich die sublinguale (oder buccale) Applikation mikroverkapselten Glycins und als Kriterium der elektrophysiologische Schlaf, unverständlich.

Wir würden uns freuen, wenn unsere Erfahrungen mit einem Wachkomapatienten anderen helfen könnten. Es soll in diesem Zusammenhang noch einmal wiederholt werden: Mikroverkapseltes Glycin hat keine unerwünschten Nebenwirkungen und kann nicht überdosiert werden.

Dankbare Kurgäste in Natur-Med, Davutlar

Auszüge aus einigen Briefen von Gesundheitsfreunden nach Natur-Med Asklepioskuren

„Sehr geehrter Herr Prof. Hecht,

ich möchte mich endlich für das schöne Zertifikat bedanken und die Mühe, die Sie damit hatten. Es waren sehr erlebnisreiche und erholsame Tage in Davutlar. Ich danke Ihnen und Ihrer Frau auch, dass sie meinen Vater und mich so liebevoll in die Gruppe aufgenommen haben. Im Alltag fällt es leider nicht so leicht, alles, was wir gelernt haben so umzusetzen.

Ich wünsche Ihnen und Ihrer Frau viel Freude, Gesundheit und Kraft bei Ihrem ganzheitlichen positiven Programm.

Mit freundlichen Grüßen, auch im Namen meines Vaters und hoffentlich eine weitere Begegnung in Davutlar.

Ellen“

„Sehr geehrter Herr Professor Dr. Hecht,

sehr geehrte Frau Hecht,

vielen herzlichen Dank für das Zertifikat sowie die Zusendung der Glyzintabletten. Ich habe mich sehr darüber gefreut. Das beschert mir eine willkommene Nachkur.

Ich bedanke mich vielmals für die sehr gute Betreuung in der Türkei. Alles zusammen hatte einen sehr guten Anklang und nachhaltigen Kurerfolg und Heilung bei mir bewirkt. Dadurch ist meine Arbeitswelt und meine schwierige Situation mit meinen Untermietern leichter zu handhaben. Gestern sind sie sogar ausgezogen. Sodass ich dadurch damit rechnen kann, irgendwann in nächster Zeit in meine demolierte Wohnung zu gelangen und dort weiteren Schaden verhindern kann. Hieran merke ich auch sehr, dass ich sehr viel gelassener geworden bin. Ich denke jeden Tag an Sie, wenn mir die Worte in den Sinn kommen und die Sätze, die Sie sprachen: Und jetzt holen wir uns positive Emotionen für den ganzen Tag. So einfach und doch effektiv!

Ihre Brigitte

P.S.: Ich denke, wir sehen uns wieder.

„Sehr geehrter Herr Prof. Dr. med. Karl Hecht, lieber Professor,

es war für mich eine große Freude, dass ich Sie kennen gelernt habe und einen Monat mit Ihnen zusammen verbracht habe.

Von Ihnen, von Ihrer Frau Elena und Ihren Kollegen haben wir, ich und meine Frau, sehr viel Freundschaft und Herzlichkeit empfangen.

Sie und Dr. Yilmaz haben mir eine neue Lebensphilosophie gelehrt, haben mich überzeugt, dass ich überleben werde. Ich habe alle Empfehlungen durchgeführt. Was ist jetzt: Ich bin glücklich, ich bin gesund. Ich bin stark. Ich glaube an mich selbst, an meinen Gott und an Ihren.

Sie haben von Ihren 50-jährigen Erfahrungen einen kleinen Teil an mich übertragen. Das ist ausreichend für mich, wodurch ich weiterlebe. Ich bin einer von wenigen, der die Bedeutung und die Wichtigkeit des Naturheilverfahrens kennen gelernt hat. Daher bin ich glücklich, NaturMed ist für mich und für meine Familie eine Lebensquelle geworden. Ich empfehle jetzt an alle, die Möglichkeiten der Natur-Med-Kur zu nutzen.

Wir werden uns sehr glücklich fühlen, Sie und Ihre Frau bei uns in Mersin als Gast begrüßen zu dürfen.

Bis zur nächsten Kurzzeitkur wünschen ich und meine Frau Ihnen und Ihrer Frau ein glückliches und gesundes Leben.

Mit Hochachtung und Liebe,
Necdet
Rechtsanwalt“

Danke an Natur-Med

Im Januar kam uns die Idee –
wir machen keine Ferien an der See,
drum wurde mal etwas versucht
und Kurlaub in Türkei gebucht.

„Natur-Med“ hieß nun die Adresse –
das kannte keine Stewardesse.
Die Ankunft klappte reibungslos –
da war die Freude riesengroß.

Des Professors strenger „Gesundheitswahn“
stand hier auf dem Tagesplan.
Ob Massage, Frühsport oder Mittagessen –
nie hatte man zu lang' gesessen.

Bewegung, frische Luft und die Natur
sind für uns alle die beste kur.
Thermalbad, Minischlaf und vieles mehr
gibt Doktor Yaşar Natur-Med her.

„Ich bin stark, jung, gesund und schön“ ist
die Parole
und qualmt uns manchmal auch die Sohle.
Dem fleißigen Team gilt unser Dank –
jeder füllte den „Gesundheitstank“.

Euch allen wünschen wir fiel Glück
und kehren gern' hierher zurück.
Diese Zeilen schrieben erholt und munter
aus Deutschland/Vorpommern Ilona und
Gunter

„Sehr geehrter Herr Professor! Ihre Anwesenheit in Davutlar war für uns ein Glücksfall, allerdings durch einen mit Ihnen abgestimmten Zeitraum. Wir haben beide noch nie erlebt, dass sich ein Arzt mit einer derartigen – wir meinen sogar aufopferungsvollen – Hingabe den – bis dahin unbekannten, fremden –

Abbildung 32: Dieser Baum wurde von Kurgästen auf dem Gelände des Kurzentrums Natur-Med, Davutlar, aus Dankbarkeit für Prof. Dr. Karl Hecht gepflanzt. Innerhalb von 10 Jahren hat er eine beträchtliche Höhe erreicht.

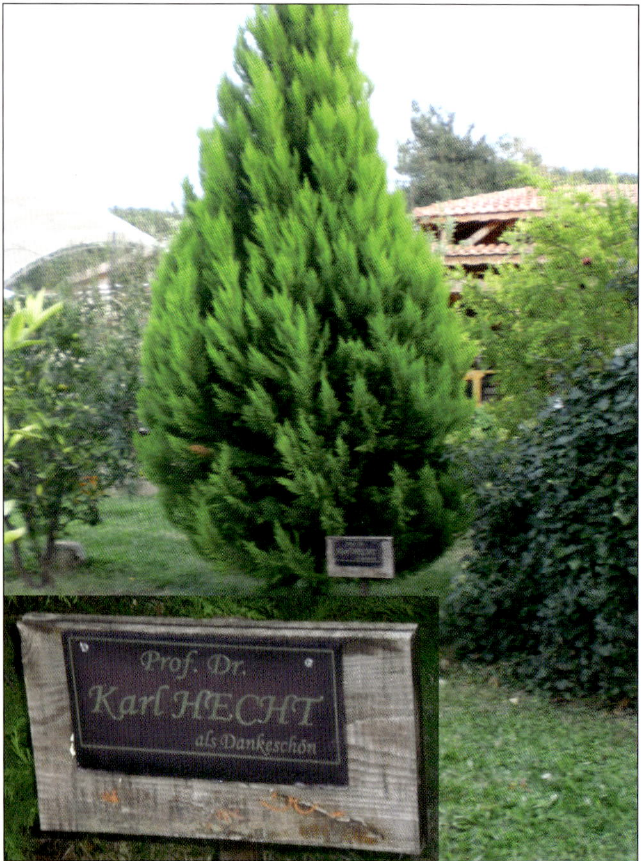

Patienten zuwendet. Sie haben uns von früh bis abends betreut, morgens waren Sie uns bei den Wanderungen bereits Vorbild, indem Sie uns entgegenkamen, wenn wir erst mühsam den Berggipfel erklommen und abends kamen Sie – sogar am Sonntag – bis 22:00 Uhr, um Messgeräte am Patienten anzubringen“ Bei Ihrer Betreuung, Ihren Vorträgen und Anleitungen kannten Sie kein Wochenende!

Hervorzuheben ist ferner die während der gesamten Kur vorhandene familiäre Atmosphäre: Beim morgendlichen Thermalbaden planschten die Kurgäste gemeinsam mit den betreuenden Ärzten und deren Ehegatten im selben Wasser und auch die Mahlzeiten wurden gemeinsam eingenommen. Dabei war es normal, dass medizinische Fragen gestellt werden konnten und der Fragende geduldig eine fachliche Antwort erhielt. Niemand musste sich vor Ihnen – einem vielfach geehrten Professor – verneigen, wenn er sich an Sie wandte. Ja, Sie stellten sogar aus Ihrem eigenen Bestand kostenlos Glycin (bzw. Nahrungsergänzungsmittel und Hilfsmittel) bereit, selbst wenn es sich nur darum handelte, kleinere Wehwehchen lindern zu helfen.

Wir sind glücklich und froh über die durch Ihre Hilfe erreichten gesundheitlichen Fortschritte und danken Ihnen von ganzem Herzen. Wir werden uns gern erneut in Ihre Obhut begeben und grüßen Sie und Ihre Gattin.“

E. G. und H. G. (deutsches Ehepaar)

Vielen Dank für die wunderschönen Tage hier. Es hat uns sehr gut gefallen. Alle waren freundlich und nett. Wir haben auch viel über die gesunde Lebensweise hinzugelernt.

Wir freuen uns heute schon auf den nächsten (K)urlaub in Natur-Med.

02.06. Sonja und Norbert

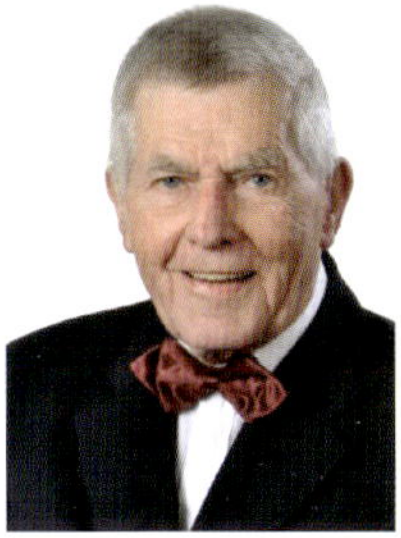

Kurzbiografie

Dr. med. Dr. med. habil. Karl Hecht

Geb. 15.02.1924 in Wohlmirstedt (Kreis Nebra)

Arzt, Wissenschaftler (ganzheitsmedizinischer), Hochschullehrer, Buchautor, Seniorensportler

1950 – 1955	Studium an der Medizinischen Fakultät (Charité) der Humboldt-Universität zu Berlin
1957	Promotion zum Dr. med.
1970	Habilitation zum Dr. med. habil.
1971	Ernennung zum ordentlichen Professor der Sektion Neurophysiologie der Akademie der Wissenschaften der DDR
1977	Berufung zum Professor und zum Direktor des Instituts für experimentelle und klinische Pathophysiologie an der Charité der Humboldt-Universität zu Berlin (Pathophysiologie = Lehre von den Funktionen der Krankheitsentwicklungen)

Schwerpunkte der Forschungsarbeiten: Stress-, Schlaf-, Chrono-, Umwelt-, Weltraummedizin, Blutdruckregulation, Mineralstoffwechsel, Neuropsychobiologie, Regulationspeptide, Gesundheitswissenschaften, Neurowissenschaften, Elektromagnetische Frequenzen und Gesundheit.

Schwerpunkte der letzten 15 Jahre: Mineralien und Gesundheit, Gesundheit- und Schlafstörer Elektrosmog, weltraummedizinische Erkenntnisse für gutes Schlafen auf der Erde (Gravity-Bett), niedriger und hoher Blutdruck, nichtmedikamentöse Kuren: Zum gesund und jung bleiben beim Älterwerden, Kurzentrum Natur-Med Davutlar (Westtürkei). Über 450 wissenschaftliche Publikationen in nationalen und internationalen Zeitschriften und Sammelbänden sowie 61 wissenschaftliche Fach- und Sachbücher.

Förderung des wissenschaftlichen Nachwuchses: 173 Doktoranden zur Promotion geführt.

Gewählte und Ehrenmitgliedschaften (Beispiele):

- Mitglied der Internationalen Akademie für Astronautik (Paris)
- Ausländisches Mitglied der Russischen Akademie der Wissenschaften (Moskau)
- Ehrenmitglied der physiologischen Gesellschaft Kuba, Havanna
- Ehrenmitglied der Tschechischen Medizinischen Gesellschaft „Purkinje", Prag
- Ehrenpräsident der „World Organization for Scientific Cooperation" (WOSCO) – Science without Borders – London

Prof. em. Prof. Dr. med. Dr. med. habil. Karl Hecht, seit 2001 erschienene Bücher und Broschüren:

Hecht, K.; H.-P. Scherf; O. König (Hrsg.) (2001a): *Emotioneller Stress durch Überforderung und Unterforderung*. Schibri Verlag, Berlin, Milow ISBN 3-033978-47-5

Hecht, K. (2002a): *Gut Schlafen*. Ullstein-Bild, Berlin (CD mit Anleitung zum meditativen Atmen, Atmung zum Stressabbau) ISBN 3-548-42064-8

Hecht, K.; E. N. Hecht-Savoley (2005, 2008): *Naturmineralien, Regulation, Gesundheit*. Schibri-Verlag, Berlin, Milow, 1. und 2. Auflage ISBN 3-937895-05-1

Hecht, K.; E. Hecht-Savoley (2008): *Klinoptilolith-Zeolith - Siliziummineralien und Gesundheit*. Spurbuch Verlag, Baunach; 2. Auflage 2010, 3. Auflage 2011 ISBN 987-3-88778-322-8

Hecht, K. (2010a): *Anregungen zum neuen Denken in der Krebsphilosophie und Krebstherapie*. Spurbuchverlag, Baunach ISBN 978-3-88778-337-2

Hecht, K. (2011d): *Alt werden und jung bleiben*. Spurbuchverlag, Baunach ISBN 978-3-88778-358-7

Hecht, K. (2012): *Schöpferische Visualisierung. Gesundsein, Lebensqualität, Gelassenheit.* Spurbuch Verlag, Baunach, 134 Seiten ISBN 978-3-88778-371-6

Hecht, K. (2012): *Zu den Folgen der Langzeitwirkungen von Elektrosmog. Schriftenreihe der Kompetenzinitiative zum Schutz von Mensch, Umwelt und Demokratie.* Heft 6

Hecht, K.; H.-P. Scherf (2012): *Richtiger Umgang mit niedrigem und hohem Blutdruck*. Spurbuch Verlag, Baunach, 134 Seiten ISBN 978-3-88778-364-8

Hecht, K. (2013): *Richtiges Atmen mit dem richtigen Sauerstoff*. Spurbuch Verlag, Baunach

Hecht, K. (2015): *Zeolith. Lebenskraft durch das Urgestein. Prävention, Detoxhygiene, Ökologie.* Spurbuch Verlag, Baunach ISBN 978-3-88778433-1

Hecht, K. (2015): *Antworten auf 100 Fragen zur gesundheitsfördernden Wirkung des Naturzeoliths*. Spurbuch Verlag, Baunach ISBN 978-3-88778-446-1

Hecht, K. (2015): *Ist die Unterteilung in ionisierende und nichtionisierende Strahlung noch aktuell? Neuester wissenschaftlicher Erkenntnisstand: EMF-Strahlung kann O2-- und NO-Radikale im Überschuss im menschlichen Körper generieren. Forschungsbericht Kompetenzinitiative zum Schutz von Mensch, Umwelt und Demokratie e. V.* http://

kompetenzinitiative.net und profdrkarl-hecht.de

Hecht, K. (2016): *Answers to 100 Questions on the Power of Naturzeolithe.* Spurbuch Verlag, Baunach

Hecht, K. (2016): *Health Implications of Long-term Exposure to Electrosmog. Schriftenreihe der Kompetenzinitiative zum Schutz von Mensch, Umwelt und Demokratie e. V.*, Band 6 ISBN 978-3-9812598-4-1

Hecht, K. (2016): *Maca – Die Königin der Anden*. Spurbuch Verlag, Baunach ISBN 978-3-88778-469-0

Hecht, K. (2017): *Heilung von Natur und Tierwelt durch Anwendung des Naturzeoliths*. Spurbuch Verlag, Baunach, 160 Seiten ISBN 978-3-88778-502-4

Feirreira, P.; K. Hecht (2017): *Wasser und seine Salze. Natürliche Lebensenergie durch unsere Urelemente.* Michaels Verlag, 488 Seiten ISBN 978-3-89539-717-2

Hecht, K. (2018): *Vielkrankheitenpatienten und Magnesiummangel.* Spurbuch Verlag, Baunach

Hecht, K. (2018): *Die Wirkung der 10-Hz-Pulsation der elektromagnetischen Strahlungen von WLAN auf den Menschen.* Diagnose Funk, https://www.diagnose-funk.org/publikationen/artikel/detail?&newsid=1277

Hecht, K. (2019): *Gesundheitsschädigende Effekte von Smartphone, Radar, 5G und WLAN. Wissenschaftlich begründete Warnung eines Arztes vor den Todsünden der digitalen Menschheit. Forschungsbericht. Kompetenzinitiative zum Schutz von Mensch, Umwelt und Demokratie e. V.* http://kompetenzinitiative.net/

Hecht, K. (2019): *Dr. Wald. Der Wald spendet uns psychobiosoziale Gesundheit.* Broschüre. Copyfair Dorothea Hoppe, Berlin Grünau

Kufahl, W.; K. Hecht (2019): *Mundgesundheit. Durch Naturzeolith zur ganzheitlichen Mundgesundheit.* Spurbuch Verlag, Baunach ISBN: 978-3-88778548-2

Literatur

Aktuelle Mitteilung (2006): Psychische Gesundheit – Heilberufe mehr beteiligen. *Deutsches Ärzteblatt* **103/24**, S. C 1358

Ascher, E.; J. N. Hanson; W. Cheng; A. Hingorani; M. Scheinman (2001): Glycine preserves function and Decreases necrosis in skeletal muscle undergoing ischemia and reperfusion injury. *Surgery JT*, Surgery **129**, no 2, S. 231-235

Ascheraden, V. Ch.; R. Gelleret; F. Hagenbuch (2006): Sucht im Alter, die stille Katastrophe. *Deutsches Ärzteblatt* **103/50**, S. B2942-B2943

Benko, T.; S. Frede; Y. Gu; J. Best; H. A. Baba; J. F. Schlaak; G. de Groot; J. Fandrey; U. Rauen (2010): Glycine pretreatment ameliorates liver injury after partial hapatectony in the rat. *J. Invest Surg.*, Feb. **23**(1), S. 12-20

Benson, H. (1997): Heilung durch Glauben. Die Beweise. Selbstheilung in der neuen Medizin. Heyne Verlag, München ISBN 9783453146716

Bowery, In. G.; T. T. G. Smart (2006): GABA and glycine as neurotransmitters: a brief history. *British Journal of Pharmacology* **147**, S. S109-S119

Brismar, K.; B. Hylander; K. Eliasson; S. Rossner; L. Wetterberg (1988): Melatonin secretion related to side effects of beta-blockers from the central nervous system. *Acta Scand.* **223**, S. 525-530

Bruck, R.; J. Wardi; H. Aeed; Y. Avni; H. Shirin; I. Avinoach; M. Shahmurov; R. Hershkoviz (2003): Glycine modulates cytokine secretion, inhibits hepatic damage and improves survival in a model of endotoxemia in mice. *Liver Int JT* – Liver international: official journal of the International Association for the Study of the Liver **23**, no. 4, S. 276-82

Dahlhof, C.; E. Dimenas (1990): Side effects of beta-blocker Treatment as related to the central nervous system. *Am. J. Med. Sci.* **299**, S. 236-244

Danchin, N.; P. Genton; P. Atlas; J. Anconina; C. Pernot; J. LeClerc (1988): Effects of atenolol vs clonidine on sleep in hypertensive men: a randomised, double-blind, cross-over study. *Eur. Heart J.* **9** (suppl 1), S. 77

Datta, S.; R. R. MacLean (2007): Neurobiological Mechanisms for the regulation of mammalian sleep-wake behavior: reinterpretation of historical evidence and inclusion of contemporary cellular and molecular evidence. *Neurosci Biobehav Rev.* **31(5),** S. 775-824

Dement, W.; N. Kleitman (1957): The relation of eye movements during sleep to dream activity: an objective method for the study of dreaming. *J. Exp. Psychol.* **53**, S. 339-346

Dement, W. C. (1960): The effect of dream deprivation. Science 131, S. 1705-1707

Duenschede, F.; S. Westermann; N. Riegler; I. Miesner; K. Erbes; P. Ewald; A. Kircher; H. Schaefer; J. Schneider; A. Schad; P. Tutkowski; A. K. Kiemer; T. Junginger (2006): Different protection mechanisms after pretreatment with glycine or alpha-lipoic acid in a rat model of warm hepatic ischemia. *Eur Surg Res.* **38(6),** S. 503-12, Epub 2006 Oct 4.

Dworshak, M. (2009): Meine zweite Geburt. *Der Spiegel* **48**, S. 134-137

Dyachkova, N. G.; Yu. V. Gudkova; T. D. Soldatenkova; T. T. Kondrashova; N. M. Burbenskaya (1996): Anwendung des Präparats Glycin für Prophylaxe des zerbrovaskulären Insults. (russisch) Kongress „Mensch und Arznei", Moskau, Band III, S. 112

Dyachkova, N. G. (1997): Erfahrung mit der Anwendung des Präparates Glycin bei Prophylaxe und Korrektur der Abweichungen von der neuro-psychischen Gesundheit von Kindern und Jugendlichen unter den Bedingungen der Kinder- und Jugendpsychiatrie.IV. (russisch) Rossiyski natsionalni kongress „Chelovek i lekarstvo", Moskva, S. 160

Dyachkova, N. G.; N. P. Savina; I. A. Komissarova (2003): Therapeutische Präparate des medizinisch-wissenschaftlichen Produktionskomplexes. Biotiki, Moskva (russisch)

Dyachkova, N. G.; N. P. Savina (2006): Erhaltung der Gesundheit durch die Natur. Medizinischer-Produktionskomplex Biotiki, Moskau, S. 1-32

Ekkert, O.; T. Polatina (2017): Anwendung von Glycin bei Kindern mit ADHS. *Arzt* **8**, S. 25-27 (russisch)

Evins, A. E.; S. M. Fitzgerald; L. Wine; R. Rosselli; D. C. Goff (2000): Placebo-controlled trial of glycine addes to clozapine in schizophrenia. *Am J Psychiatry* **157**, S. 826-828

File, E. S.; F. Fluck; C. Fernandes (1999): Beneficial effects of glycine (bioglycin) on memory and attention in young and middle-aged adults. *Journ. of clin. Psychopharmacology* **19(6)**, S. 506-512

Filov, V. A. (1988): Schädliche chemische Stoffe. (russisch) Leningrad, Khimiya

Forst, W., Ch. Jakob, K. Hecht (1989): Epidemiologische Studien zur Schlafdauer und zu Schlafproblemen in Berlin und Zerbst. *Wiss. Zeitschr. der Humboldt-Universität zu Berlin, Reihe Medizin* **38/4**, S. 441-445

Froh, M.; Z. Zhong; P. Walbrun; M. Lehnert; S. Netter; R. Wiest; L. Conzelmann; E. Gabele; C. Hellerbrand; J. Scholmerisch; R. G. Thurman (2008): Dietary glycine blunts liver injury after bile duct ligation in rats. *World*

J Gastroenterol, Oct 21, **14(39)**, S 5996-6003

Gössmann, J. (2010): Ärzte lesen Gedanken von Komapatienten. *Berliner Zeitung*, 05.02., S. 44

Graudt, D.; H. Friebel; B. Müller-Oerlinghausen (2005): Arzneimitteltherapie – (Un)sicherheit. *Deutsches Ärzteblatt* **102/8**, S. C399-C405

Grossklaus, R. (2005): Wechselwirkung von Arzneimitteln und Ernährung. *Med. Report* **29/16**, S. 41

Gundersen, Y; P. Vaagenes; O. Os; J. Pillgram-Larsen; K. O. Sundnes; P. K. Opstad (2007): Capacity of glycine to modulate early inflammatory disturbances after serious gunshot injuries in the pig. *Scand J Clin Lab Invest.* **67(2),** S. 143-53

Gusev, E. I.; V. I. Skvortsova; K. S. Rayevski; V. Kudrin; A. V. Kovalenko; M. A. Sokolov (1999a/1996): Wirkung von Glycin auf den Gehalt der Neurotransmitteraminosäure in der spinalen Flüssigkeit der Patienten mit akutem ischämischem Gehirninsult. (russisch) „Dostisheniya klinicheskoy farmakologii", Moskva, S. 41-42

Gusev, E. I.; V. I. Skvortsova; I. A. Komuisarova; S. A. Dambinova; K. S. Raevky; A. A. Alekseev; V. G. Bashkatove; A. V. Kovalenko; V. S. Kudrin; E. V. Yakovleva (1999b): Neuroprotektive Wirkung von Glycin in der akuten Periode des ischämischen Insults. (russisch) *Journ. nevrologie i psykhiatrii* **1**, S. 12-20

Gusev, E. I.; V. I. Skvortsova; I. A. Komuisarova; S. A. Dambinova; K. S. Raevky; A. A. Alekseev; V. G. Bashkatove; A. V. Kovalenko; V. S. Kudrin; E. V. Yakovleva (1999c): Neuroprotective effect of glycine in the acute period of ischemic stroke. (russisch) *Journ. nevrologie i psykhiatrii* **2**, S. 13-20

Gusev, E.; V. I. Skvortsova (2001): Brain Ischemia 14.5 Glycine. Kluwer Academic/Plenum Publishers. New York, Boston, Dordrecht, London, Moscow, Kapitel 14.5, S. 255-284

Gusev, E. I.; I. A. Komissarova; V. V. Alfyorova; Ya. R. Nartissov (2001): Erfahrung mit der Anwendung des metabolischen Komplexes Glycin, Biotredin, Limontar bei der Therapie des zerebrovaskulären Insults. (russisch) Terra medica, N4, S. 37-38

Hajak, G.; E. Rüther (1995): Insomnie - Schlaflosigkeit. Springer Verlag, Berlin, Heidelberg, New York

Hardy, P. M. (1985): The protein amino acids. In: G. C. Barrell (ed.): *Chemistry and Biochemistry of the Amino Acids.* Chapman and Hall

Hartmann, E.; F. Backland; G. Zwilling (1972): Psychological differences between long and sort sleepers. *Arch. Gen. Psychiatr.* (Chicago) **26**, S. 463-468

Hecht, K. (1963): The importance of individual excitability of the central nervous system in the investigation of centrally acting drugs. In: Votava, Z.; M. V. Horvath, O. Vinar (ed): *Psychopharmakological Methods*, S. 219-230

Hecht, K.; K. Treptow; T. Hecht; M. Poppei; S. Chevinovski (1968): Aspekte der Organismus-Umwelt-Beziehung in der Pharmakotherapie. *Dtsch. Ges. Wesen* **23**, S. 1777-1785

Hecht, K. (1989): Vorwort: Schlaf-Stress-Zeitregulation - Blutdruck in Gesundheit und Krankheit. *Wisschschaftl. Zeitschr. der Humboldt-Universität zu Berlin, Reihe Medizin* **38/4**, S. 438-440

Hecht, K., W.-E. Vogt, E. Wachtel, P. Oehme, M. G. Airapetjanz (1990): Schlafregulierende Peptide. *Beiträge zur Wirkstoffforschung*, Heft **37**, Akademie der Wissenschaften, Berlin, S. 1-187

Hecht, K.; W.-E. Vogt; E. Wachtel; I. Fietze (1991): Beziehungen zwischen Insomnien und arterieller Hypotonie. *Pneumologie* **45**, S. 196-199

Hecht, K. (1993): Schlaf und die Gesundheits-Krankheits-Beziehung unter dem Aspekt des Regulationsbegriffes von Virchow. In: K. Hecht (Hrsg.); A. Engfer; J. H. Peter; M. Poppei: *Schlaf, Gesundheit, Leistungsfähigkeit*. Springer Verlag, Berlin u. a., S. 3-12

Hecht, K.; St. Andler; St. Breinl; H.-J. Lander; M. Stück (2001): Objektive Kontrolle der Selbstentspannungsfähigkeit anhand von Zeitreihenmessungen des Blutdrucks und der Elektrodermalen Aktivität (EDA). In: K. Hecht; H.-P. Scherf; O. König (Hrsg.): *Emotioneller Stress durch Überforderung und Unterforderung*. Schibri Verlag, Berlin, Milow, S. 253-272

Hecht, K.; H.-P. Scherf; O. König (Hrsg.) (2001): Emotioneller Stress durch Überforderung und Unterforderung. Schibri Verlag, Berlin, Milow ISBN 3-033978-47-5

Hecht, K.; E. N. Savoley (2002): Emozionalny stress kak pomekha pri izmerenii krovyanogo davleniya i pričina oshibočnykh diagnozov pri zabolevaniyakh Krovyanogo davleniya. Systemnye aspekty fiziologičeskikh funkziy. Emotioneller Stress als Störung beim Messen des Blutdrucks und Ursache der fehlerhaften Diagnose bei Blutdruckerkrankungen. In: K. Sudakov (Hrsg): *Anals of the Joint Scientific Concil on Experimental and applied Physiology. Berichte der Russischen Akademie der Medizinischen Wissenschaften.* Moskau, Bd. 11, S. 144-150 (russisch)

Hecht, K.; E. N. Hecht-Savoley (2005, 2008): Naturmineralien, Regulation, Gesundheit. Schibri-Verlag, Berlin,

Milow, 1. und 2. Auflage ISBN 3-937895-05-1

Hecht, K.; H.-P. Scherf (2005): Mehrtägige Schlafstörungen nach Applikation des Buprenorphin Matrix Schmerzpflasters Transtec. Bericht an das Gesundheitsamt Berlin

Hecht, K.; M. Christl; C. Maschke; H.-P. Scherf (2007): Sleep – a multifrequent rhythmic-hierachical active brain-fuction. In: W. Kofler, E. Khalilov (eds.): *Workbook of Conference health and ecology* 19.-23.03.2007 in Nikosia. Science without borderline III. Baku, Innsbruck

Hecht, K., H.-P. Scherf, S. Jorken (2007): Blutdruckentspannungstest (BET) – ein neues diagnostisches Verfahren. *Phys. Med. Rehab. Kuror* **17**, S. 1-4

Hecker, F. (1805): Die Kunst, unsere Kinder zu gesunden Staatsbürgern zu erziehen und ihre gewöhnlichen Krankheiten zu heilen. Erfurt

Heresco-Levy, U.; D. C. Javitt; M. Ermilov; C. Mordel; G. Silipo; M. Lichtenstein (1999): Efficacy of highdose glycine in the treatment of enduring negative symptoms of schizophrenia. *Arch Gen Psychiatry*, Jan **56(1)**, S. 29-36

Hiemke, C. (2003): Gibt es ein „therapeutisches Fenster“ für Psychopharmaka? *Med. Report* **41/27**, S. 6

Home, J. A.; M. J. McGrath (1984): The consolidation hypothesis for REM-sleep functions: stress and other confounding factors – a review. *Biol. Psychol.* **18**, S. 165-184

Howard, A.; I. Tahir; S. Javed; S. M. Waring; D. Ford; B. H. Hirst (2010): Glycine transporter GLYT1 is essential für glycine-mediated protection of human intestinal epithelial cells against oxidative damage. *J. Physiol.* Mar 15, **558(Pt 6)**, S. 995-1009. Epub 2010 Feb 1

Huber, A. (1999): Mental health: Europa ist krank - psychisch. *Psychologie Heute* **10**, S. 52-53

Inagawa, K.; T. Hiraoka; T. Kohda; W. Yamadera; M. Takahashi (2006): Subjective effects of glycine ingestion before bedtime on sleep quality. *Sleep and Biological Rhythms*, **Vol 4**, No 1, february, S. 75-77

Kachergene, N.; R. P. Nartsissov; I. A. Komissarova (2000): Wirkung von Glycin auf intrazelluläre Energetik der Blutleukozyten von Kindern mit Epilepsie und mit Herpes simples-Viren infizierten Kindern. (russisch) VII. Rossiyski natsionali kongress „Chelovek i lekarstvo“, Moskva, S. 108

Kalimetova, S. M.; E. A. Nartsissova; E. Ya. Likhterova (1997): Anwendungsaspekte des Arzneipräparats Glycin bei Epilepsiepatienten. (russisch) V. Rossiyski natsionaln kongress „Chelovek i lekarstvo“, Moskva, S. 55

Kay, D. C.; Z. Samindin (1988): Sleep disorders associated with drug abuse and drugs of abuse. In: R. L. Williams;

I. Karcan; C. A. Moore (eds): *Sleep Disorders. Diagnosis and treatment.* Wiley, New York, S. 315-372

Klasmann, J. K. (2010): Wachkoma: Im Grenzland des Ich. *Psychologie Heute* **31/3**, S. 76-81

Koella, W. P. (1988): Die Physiologie des Schlafes. Gustav Fischer Verlag, Stuttgart, New York

Komissarova, I. A.; Yu. V. Gudkova; T. D. Soldatenkova; T. I. Kondrashova; N. M. Burbenskaya (1992): Medicinal preparation of antistress. Stress-protective and nootrope effect. Patent Bull. Russian Fed. N. 2025124

Komissarova, I. A. (1995): Anwendung von Glycin und Limontar als Prophylaxe und Therapie der Zustände der alkoholischen Intoxikation. (russisch) Voprosy narkologii, N1, S. 65-69

Komissarova, I. A.; S. V. Yazdovskaya; V. N. Tokarev; Yu. V. Gudkova; T. D. Soldatenkova; T. T. Kondrashova; N. M. Burbenskaya (1997): Erfahrung der positiven Anwendung von Glycin bei Kranken mit Vergesellschaftung von Herzischämie und vegetativ-zirkulatorischer Dystonie. (russisch) IV. Rossiyski natsionalni kongress „Chelovek i lekarstvo", Moskva, S. 63

Komissarova, I. A.; V. N. Tokarev; S. V. Yazdovskaya (1998): Glycinanwendung in der Komplextherapie bei Hypertonikern mit oft wiederholten Hypertoniekriesen. (russisch) V. Possiyski natsionalni kongress „Chelovek i lekarstvo", Moskva, S. 101

Komissarova, I. A. (2000): Arzneipräparate auf Grundlage der natürlichen Metaboliten und Aspekte derer Anwendungen in klinischer Praxis (russisch) Vii. Rossiyski natsionali kongress „Chelovek i lekarstovo", Moskva, S. 461

Komissarova, I. A.; Y. R. Nartsissov (2001): Molekulare Mechanismen der Wirkung des Arzneipräparats Glycin. *Terra medica* No.**1**, S. 23-25

Kopf, D.; M. Gilles; M. Deuschle (2006): Metabolische Störungen bei Antipsychotika. *Med. Review* **2**, S. 8-9

Köppel, C. (2003): Pharmakotherapie im Alter. *Berliner Ärzte* **11/2003**, S. 15-16

Korzilius, H. (2005): Patientensicherheit: Arzneitherapie – ein Hochrisikoprozess. *Deutsches Ärzteblatt* **102/17**, S. C928-929

Kostis, J. B.; R. C. Rosen (1986): Central nervous systems effects of beta-blockers. A study with objective measures. *Clin. Pharm. Ther.* **39**, S. 203

Kravchenko, I. V. (2015): The comparative analysis of therapeutic efficiency of Glycine in complex therapy of patients with chronic vertebral-basilar insufficiency. *Praktincheskaya Medizino* **5/90**, September (russisch mit englischem Abstract)

Kunyi, N. N.; Valeologiya (2000): Abschnitt: Verabreichung der Aminosäure Glycin bei Schülerrisikogruppen. Razdel

„Naznacheniye shkolnikam gruppy riska aminoknsloty glitsyn", (russisch) Moskva, S. 92-93

Löffler, G.; P. E. Petrides (2014): Biochemie und Pathobiochemie. Hrsg. P. C. Heinrich, M. Müller; L. Graeve, Springer Verlag, Belin, Heidelberg

Lohse, M. J.; B. Müller-Oerlinghausen; (2009): Psychopharmaka. In: U. Schwabe; D. Pfaffrath (eds.): *Arzneiverordnungsreport 2009*. Springer Medizin Verlag, Heidelberg, S. 774-787, 2. Art. S. 774

Loza-Rodrigues, H.; N. Torres-Ramirez; M. Diaz-Flores; M. Cruz; D. Hernandez-Saavedra: Glycine reduce the oxidative stress in metabolic syndrome patients.

Mashkova, V. M.; V. G. Volkov; M. A. Kulikov; I. A. Komissarova (1996): Glycin als Korrekturmittel des funktionalen Zustands der Rauschgiftsüchtigen. (russisch) Glycin kak Sredstovo Korrekzii funkzionalnogo Sostoyaniya bolniykh oppiynoy narkomaniey. *Fiziologiya čeloveka (Physiologie des Menschen)* **22/4**, S. 50-57

Mendelson, W. B. (1987): Human sleep, research of insomnia. *Prychiatr. Clon. North Am.* **10/4**, S. 555-563

Middeke, M.; E. Pospisel; K. Völker (2006): Bluthochdruck senken ohne Medikamente. Trias Verlag

Mühlberg, W. (2002): Nebenwirkungen von Arzneimitteln im Alter. *Med. Report* **26/39**, S. 11

Müller-Oerlinghausen, B.; I. Ringel (2002): Medikamente als Verursacher sexueller Dysfunktion: Eine Analyse von Daten des deutschen Spontanerfassungssystems. *Deutsches Ärzteblatt* **99/46**, S. B2627-631

Nartsissova, E. A.; C. M. Kalimetova; E. Ya. Likhterova (1996): Erfahrung der positiven Anwendung von Glycin bei Patienten mit Kombination der Herzischämie und vegetativ-zirkulatorischen Dystonie. (russisch) Kongress „Mensch und Arznei", Moskau, Band IV, S. 90

Nartsissova, E. A.; S. M. Kalimetova; E. Ya. Lichterova (1997): Untersuchung der Funktionsaktivität des Hirns bei Epilepsiekranken, die Glycin appliziert bekamen. (russisch) V. Rossiyski nationalni kongress „Chelovek i lekarstvo", Moskva, S. 90

Nartsissov, Y. R.; S. V. Khrushev; S. P. Polyakov; R. P. Nartsissov (1998): Triade Glycin, Limontar, Biotredin bei psychischer und energetischer Versorgung der Bewegungen. Traditionelle und nichttraditionelle Heilungsmethoden der Kinder. (russisch) 7. Meshdunarodnay nauchno-tekhnicheskaya koferentsiya, tezisy dokladov, Smolensk, S. 25-26

Nartsissov, Y. R..; E. V. Sheshegova; E. V. Mashkovtseva; L. N. Maksimova (2015): Glycine importance in acute ischemic stroke therapy. *Nevrologishevky Vestnik*

XLVII, **1-5**, S. 85-90 (russisch mit englischem Abstract)

Oehme, P.; M. Bienert; K. Hecht; J. Bergmann (1981): Substanz P. Beiträge zur Wirkstoffforschung. Arzneimittelforschung Akademie-Industrie-Komplex **12**, S. 1-185

Oehme, P.; K. Hecht (1982): Zum gegenwärtigen Stand der Substanz P Forschung. DDR-Medizin-Report **5/82**, VEB Verlag, Volk und Gesundheit, Berlin

Oehme, P.; K. Hecht (2017): Reflektionen zur Substanz P Forschung. Festschrift anlässlich des 80. Geburtstags von Peter Oehme

Potkin, S. G.; Y. Jin; B. G. Bunney; J. Costa; B. Gulasekaram (1999): Effect of clozapine and adjunctive highdose glycine in treatment-resistant schizophrenia. *Am J. Psychiatry* Jan **156(1)**, S. 145-7

Potupchik, T. W.; L. S. Evert; O. F. Weselova; Ya. R. Nartissov (2016): Prophylaxe und Korrekturen der gestörten Adaptationsprozesse der Kinder im alltäglichen Leben. *Oraonanie Probleme i Resheniya* **3**, S. 54-55 (russisch)

Pylaeva, O. A.; A. A. Shatenshtein; M. Y. Dorofeeva; K. Y. Mukhin (2015): Attention deficit hyperactivity disorders: comorbidities, emphasis on concurrence with epilepsy. Russisches Journal für Kinderneurologie 10/2 (russisch mit englischem Abstract)

Rechtschaffen, A.; A. Kales (1968): A manual for standardized terminology, techniques and scoring system for sleep stages of human subjects. Public Health Service, US Government Printing Office, Washington D.C.

Reiner, M.; K. Hecht (2001): Emotioneller Stress und niedriger Blutdruck. Ein Versuch zur Beschreibung einer Psychobiologie des Hypotonikers. In: K. Hecht; H.-P. Scherf; O. König (Hrsg.): *Emotioneller Stress durch Überforderung und Unterforderung*. Schibri Verlag, Berlin, Milow, S. 495-523

Rotenberg, V. S. (1993): The estimation of sleep quality undifferent stages and cycles of sleep. *Journ. of sleep research* **2**, S. 17-20

Roth, T.; R. Roehers; F. Zorik (1988): Pharmacological treatment of sleep disorders. In: R. L. Willams; I. Karacan; C. A. Moore (Eds): *Sleep Disorders. Diagnosis and Treatment*. Wiley New York

Rühle, K.-H. (1992): Internistische Erkrankungen und Schlafstörungen. In: M. Berger (Hrsg.): *Handbuch des gesunden und gestörten Schlafs*. Springer, Berlin, Heidelberg, New York, Tokyo, S. 243-267

Sandkühler, J. (2000): Learning and memory in Pain pathways. *Pain* **88**, S. 113-118

Sandkühler, J.; J. Benrath; C. Brechtl; R. Ruscheweyh; . Heinke (2000): Synaptic mechanisms of hyperalgesia. In J. Sandkühler; B. Bromm; G. F. Gebhart (eds): Nervous system plaxticity and chronic pain. Progress in Brain Research 129. Amsterdam. Elsevier Science, S. 81-100

Sarukhanyan, O. O.; E. A. Okulov; K. N. Baranov (1996): Glycin und Limontar in der Komplextherapie bei Kindern mit Funktionserkrankugnen des Dickdarms. (russisch) III. Rossiyski natsionalni kongress „Chelovek i lekarstvo“, Moskva, S. 200

Sarukhanyan, O. O. (1998): Funktionsstörungen der Dickdarmmotorik und ihre Behandlung bei Kindern. (russisch) Habilitat. Diss., Moskva

Saul, R.; D. Fuchs (2015): Die ADHS-Lüge. Eine Fehldiagnose und ihre Folgen - Wie wir den Betroffenen helfen. Klett Cotta.

Savina, N. P.; I. A. Komissarova; Ya. R. Narzissov (2001): Therapiemetaboliten Glycin, Limontar, Biotredin. Medizinisch-wissenschaftlicher Produktionskomplex. Biotiki, Moskva (russisch)

Schauder, P.; H. Berthold; H. Eckel; G. Ollenschläger (Hrsg.) (2006): Zukunft sichern: Senkung der Zahl chronisch Kranker. Deutscher Ärzte-Verlag, Köln, S. 1-622

Scherf, H.-P.; K. Hecht; Y. Yilmaz; P. Meffert (2006): Fehlgemessener oder realer Hypertoniker. *Journal für Hypertonie* **10/4**, S. 6-11

Schilling, T.; C. Eder (2004): A novel physiological mechanism of glycine-induced immunomodulation: Na+-coupled amino acid transporter currents in cultured brain macrophages. *The Journal of Physiology* **559**, S. 35-40

Schwabe, U.; D. Pfaffrath (eds.) (2009): Arzneiverordnungsreport 2009. Springer Medizin Verlag, Heidelberg Schwabe und Pfaffenrat

Serdyukovskaya, G. N.: Prophylaxe und Korrektur der Abweichungen der neuropsychischen Gesundheit der Kinder und Jugendlichen durch Aminosäure Glycin. In: „*Organisation der medizinischen Kontrolle auf Grundlage der Massen-Screening-Tests über Entwicklung und Gesundheit der Vorschul- und Schulkinder und deren Gesunderhaltung unter den Bedingungen des Kindergartens.*

Shaparina, M. N. (1999): Zeolithe und Entstehung des Lebens auf der Erde. Gegenwärtige Biochemische Modelle der bioorganischen Evolution und die Rolle von organophilen Mineralien mit hohem Siliziumgehalt in der Stereokatalytischen Reaktion bei der Bildung von Protobiopolymeren. Proceedings der wissenschaftlich-praktischen Konferenz „Naturmineralien im Dienste der Menschheit“. Novosibirsk, Verlag Ekor, S. 83-85 (russisch)

Shevarshidze, M. D. (1987): Effektivität der Therapie mit Metaboliten bei chronischer obstruktiver Pyelonephritis bei Kindern. (russisch) Habil. Diss., Moskva

Skvortsova, V. I.; E. I. Gusev; I. A. Komisarova; A. V. Kovalenko; D. A. Volotov; S. M. Fidler; V. N. Fedorov (1995): Kombinierte klinische und neurophysiologische Untersuchungen der Effizienz des Glycins in der akuten Periode des Schlaganfalls. (russisch) Jurn. nevropatologii i psychiatrii 1, S. 11-19

Smirnov, I. E.; I. A. Komissarova; Z. N. Dukhova; S. V. Petrichuk; G. F. Semyonova; R. P. Nartsissov (1998): Glycin, Limontar, Biotredin als Metabolitenkomplex der Adaptation an die Lebensbedingungen des Nordens (Polarkreises; die Übers.). Programm „Kinder des Nordens – eine nationale Priorität Russlands“. Thesen der wissenschaftlich-praktischen Konferenz. (russisch) Noviy Urengoy, S. 100-101. Glitsin, Limontar, Biotrekin kak yedinyi optimalniy metabolit nyi kompleks adaptatsii k Severu. Programma „Deti Severa – natsionslni prioritet Rossii. Tezisy nauchno-prakticheskoy konferentsii.

Sohn, W.; M. Sohn, F. Öri (2003): Komorbidität und Multimedikation. *Med. Report* **36/27**, S. 13

Stein, R. (2005): Von Contergan bis Vioxx, Bextra - und immer so weiter. *Berliner Ärzte* **42/5**, S. 11-23

Stein, R. (Ärztekammer Berlin) (2007): Vorsicht mit Arzneimitteln im Alter. *Berliner Ärzte*, **2**, S. 12

Tariq, M.; A. L. Moutaery (1997): Studies on the antisecretory, gastric anti-ulcer and cytoprotective properties of glycine. *Res Commun Mol Pathol Pharmacol*. Aug, **97(2)**, S. 185-98

Teuchert-Noodt (2017): Cyperattacke auf die Nervennetze des Gehirns – Wohin führt die digitale Revolution? *Umwelt-Gesellschaft-Medizin* **30/3**, S. 28-32

Tyukina, E. S.; E. V. Sheshegova; Ya. R. Nartsissov (2017a): Complex administration of domestic metabolic drugs in peadiatrics. Pediatriya 15(114), S. 37-41 (russisch mit englischen Abstracts)

Tyukina, E. S.; E. V. Sheshegova; Y. R. Nartsissov (2017b): Use of Glycine in pediatrics. *Oraonanie Probleme i Resheniya* **10/11** Nov., S. 1-4

Tyulpin Yu. G.; D. S. Danilov (2001): Anwendungsaspekte des Präparates Glycin bei Schizophreniepatienten. (russisch) VIII. Rossiyski natsionalni kongress „Chelovek i lekarstvo, Moskva, S. 115

Uchium, M.; M. Murasaki; J. Matsumoto; Y. Fukuyama; S. Miura (1988): The effects of beta-blockers on the psychomotoric function with special reference to multiple sleep latency test. *Psychopharmacology* **96** (suppl. 320)

Vance, M. A.; P. D. Gray; K. G. Tolman (1994): Effect of glycine on valproate toxicity in rat hepatoxytes. *Epilepsia* Sept-Oct **35(5)**, S. 1016-22

Webb, W. B.; H. W. Agnew (1979): Sleep stages characteristics of long and short sleepers. *Sciences* (Washington) **168**, S. 146-147

Weinberg, J. M.; J. A. Davis; M. Abarzua; T. Rajan: Cytoprotective effects of glycine and glutathione against hypoxic injury to real tubules.

WHO definition of HEALTH (1948): Preamble to the Constitution of the World Health Organization as adopted by the International Health Conference, New York, 19-22. June 1946, signed on 22. July 1946 by the representatives of 61 States (Official Records of the Wold Health Organization, No. 2, S. 100) and entered into force on 7. April 1948. In WHO as an Organization

WHO (1987): Ottawa Charta zur Gesundheitsförderung. In: T. Abelin; Z. J. Brezezinski (Hrsg.): Measurement in health promotion and protection. Kopenhagen, *WHO Regional Publication European Series*, No. **22**, S. 653-658

Yamadera, W.; K. Inagawa; S. Chiba; M. Bannai; M. Takahashi; K. Nakayama (2007): Glycine ingestion improves subjective sleep quality in human volunteers, correlating with polysomnographic changes. *Sleep and Biological Rhythms* April **5(2)**, S. 126-131

Yamashina, S.; K. Ikejima; N. Enomoto; Y. Takei; N. Sato (2005): Glycine as a therapeutic immuno-nutrient for alcoholic liver disease. *Alcohol Clin Exp* Res. Nov, **29**(11 Suppl), S. 162S-5S

Yazdovskaya, S. V. (1998): Anwendung von Glycin und Biotredin in der Pubertätsperiode.In: Materialien des Kongresses „Schutz der psychischen Gesundheit der Kinder und Jugendlichen“. (russisch) „Materialy kongressa „Okhrana psikhicheskogo zdorovya detey i podrostkov“ , Moskva, S. 45

Yershov, J. A. (1981): Rolle der Spurenelemente im Leben des Menschen. (russisch) Rolj mikroelementow w shisni tscheloweka Moskwa

You, H. B;Q. Wang;X. H. Li; X. F. Chen; Z. J. Liu; ; J. P. Gong (2006): The protection mechanisms of glycine against liver injury induced by lipopolysaccharides. (chinesisch) *Zhonghua Gan Zang Bing Za Zhi*, Aug **14(8),** S. 574-7

Zehentbauer, J. (2000): Körpereigene Drogen. Die ungenutzten Fähigkeiten unseres Gehirns. 8. Auflage, Artemis und Winkler, München, Zürich

Zhang, S. J.; J. H. Shi; Z. Tang; Y. Wu; S. Chen (2005): Protective effects of glycine pretreatment on brain-death donor liver. *Hepatobiliary Pancreat Dis Int*. Feb, **4(1),** S. 37-40

Ziskoven, R. (1997): Einsatzgebiet eines natürlichen Basistherapeutikums. In: *Magnesium als Therapieprinzip*. TW Taschenbuch - Medizin. G. Braun, Karlsruhe, Band 25, S. 21-32

Dr. med. Dr. med. habil. Karl Hecht

Geb 15.02.1924 in Wholmirstedt (Kreis Nebra)

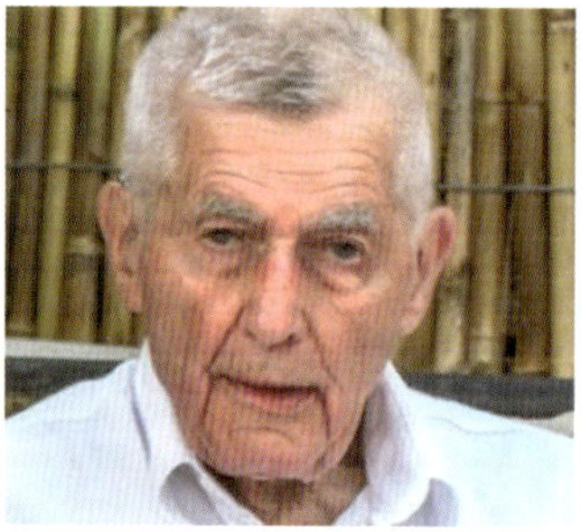

Arzt, Wissenschaftler (ganzheitsmedizinischer), Hochschullehrer, Buchautor, Seniorensportler

1950 – 1955	Studium an der Medizinischen Fakultät (Charité) der Humboldt-Universität zu Berlin
1957	Promotion zum Dr. med.
1970	Habilitation zum Dr. med. habil.
1971	Ernennung zum ordentlichen Professor der Sektion Neurophysiologie der Akademie der Wissensschaften der DDR
1977	Berufung zum Professor und zum Direktor des Instituts für experimentelle und klinische Pathophysiologie an der Charité der Humboldt-Universität zu Berlin (Pathophysiologie = Lehre von den Funktionen der Krankheitsentwicklungen)

Schwerpunkte der Forshungsarbeiten: Stress-, Schlaf-, Chrono-, Umwelt-, Weltraummedizin, Blutdruckregulation, Mineralstoffwechsel, Neuropsychobiologie, Regulationspeptide, Gesundheitswissenschaften, Neurowissenschaften.

Schwerpunkte der letzten 15 Jahre: Mineralien und Gesundheit, Gesundheits- und Schlafstörer Elektrosmog, Weltraummedizinische Erkenntnisse für gutes Schlafen auf der Erde (Gravity-Bett), Niedriger und hoher Blutdruck, Nichtmedikamentöse Kuren: Zum gesund und jung Bleiben beim Älterwerden, Kurzentrum NaturMed Davutlar (Westtürkei)

61 Bücher als Autor oder Co-Autor verfasst. Über 400 wissenschaftliche Artikel in nationalen und internationalen Zeitschriften publiziert.

Förderung des wissenschaftlichen Nachwuchses:

173 Doktoranden zur Promotion geführt.

Gewählte und Ehrenmitgliedschaften (Beispiele):

- Mitglied der Internationalen Akademie fur Astronautik (Paris)
- Ausländisches Mitglied der Russischen Akademie der Wissenschaften (Moskau)
- Ehrenmitglied der physiologischen Gesellschaft Kuba, Havanna
- Ehrenmitglied der Tschechischen Medizinischen Gesellschaft „Purkinje", Prag
- Ehrenpräsident der „World Organization for Scientific Cooperation" (WOSCO) - Science without Borders - London

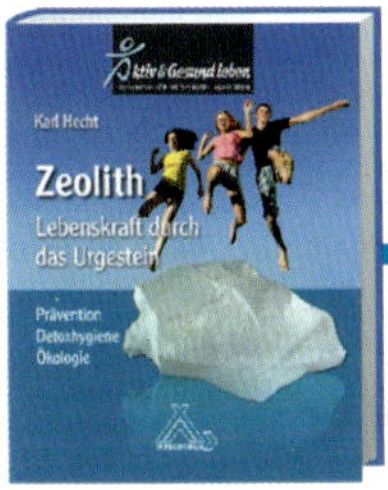

Karl Hecht

Zeolith – Lebenskraft durch das Urgestein

Prävention – Detoxhygiene – Ökologie

ISBN 978-3-88778-433-1
336 Seiten
17,5 x 22 cm

Karl Hecht

Zeolith – Lebenskraft durch das Urgestein

Der Zeolith hat in den letzten 20 Jahren, fundiert durch wissenschaftliche Studien, weltweit in der Medizin für therapeutische und präventive Zwecke zunehmend breite Anwendung gefunden. Die Bücherüber die Wirkung des Natur-Klinoptilolith- Zeoliths als natürlicher Bioregulator und Sanogenetikum (Gesundheitsfördernde Wirkstoffe) im menschlichen Körper [K. Hecht; E. Hecht-Savoley 2005, 2008] haben eine bemerkenswerte Resonanz im In- und Ausland ausgelöst und zu einer neuen Denkweise bei der Erhaltung und Wiederherstellung der Gesundheit sowie zum Verständnis für eine natürliche Lebensweise angeregt.

Damit verbunden äußerten viele Leser den Wunsch, noch mehr wissenschaftliche Informationen über den Naturzeolith zu erhalten. Diesem Wunsch wird mit diesem Buch entsprochen, in dem die Anwendung in der Prävention, Detoxhygiene und Ökologie schwerpunktmäßig beschrieben wird. Neueste wissenschaftliche Erkenntnisse über die Wirkung des Naturzeoliths werden im Kapitel „Studien und ärztliche Erfahrungsberichte über die Gesundheitsförderung wirkungsoptimierter Naturzeolithe" vermittelt.

Desweiteren wird auf die Zweikomponentenwirkung des Tuffgesteins tiefgründig eingegangen: Die strukturbedingte Zeolithwirkung und die Wirkung des im menschlichen Körper freigesetzten kolloidalen Siliziums. Diese Schwerpunkte resultieren aus der Tatsache, dass die gegenwärtig lebende Menschheit in einem umweltverschmutzten und stressigen Milieu leben muss. Um der sich daraus ergebenden schleichenden Vergiftung entgegen zu wirken, ist Detoxhygiene unbedingt erforderlich. Es wird gezeigt, wie durch Natur-Klinoptilolith-Zeolith diese gestörten Lebens- und Arbeitsbedingungen erträglicher gestaltet werden und somit vorbeugend gegen Erkrankungen wirken können.

Unter anderem wird die dekontaminierende Wirkung des Klinoptilolith-Zeoliths bei Ammonium- und Schwermetallbelastungen, sein Antioxidantieneffekt und am Beispiel der Reaktorkatastrophe in Tschernobyl 1986, die Bindung von Radionucliden durch dieses Tuffgestein beschrieben. Auch werden überholte Vorstellungen im Vergleich zum aktuellen Erkenntnisstand korrigiert. Zum Beispiel mit dem Kapitel „Aluminium, Aluminiumsilikate, Aluminium-Alzheimer-Mythos".

Da Zeolith nicht gleich Zeolith ist, werden Qualitätsmerkmale dargelegt, deren unbedingter Nachweis von den Anbietern gegeben werden sollte. Ärzte, Heilpraktiker, Ökologen und Interessenten an Naturprodukten erhalten viele Anregungen. Das Buch ist wissenschaftlich fundiert, aber verständlich für Laien und Fachleute geschrieben. Ein umfangreiches Literaturverzeichnis öffnet den Weg zu dem einschlägigen wissenschaftlichen Schrifttum.

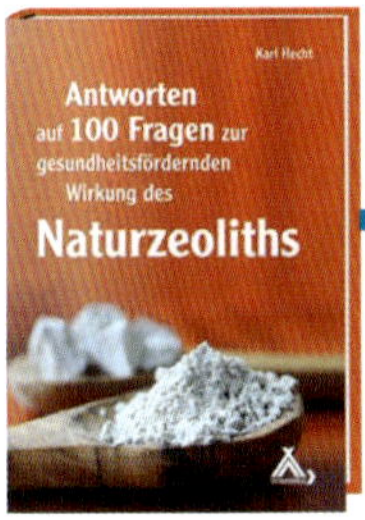

Karl Hecht

Antworten auf 100 Fragen zur gesundheitsfördernden

Wirkung des Naturzeoliths

ISBN 978-3-88778-446-1
96 Seiten
Softcover
3. Auflage
14,8 x 21,0 cm

„Silikate zählen zu den ältesten Heilmitteln der Menschheit, z. B. in Form von Ton und Heilerden. Es liegen faktisch 2.400 Jahre praktische Erfahrungen vor."

Karl Hecht

Antworten auf 100 Fragen zur gesundheitsfördernden

Seit dem Erscheinen unserer Bücher „Naturmineralien, Regulation und Gesundheit" und „Klinoptilolith-Zeolith – Siliziummineralien und Gesundheit" ist das Interesse von Therapeuten und noch mehr von den Verbrauchern an den Gesundheit und Lebensqualität fördernden Silikaten Naturzeolith, Bentonit/Montmorillonit und Siliziumdioxid beträchtlich gestiegen. Der Trend zur Orientierung auf Naturheilmittel weist entsprechend verschiedener Studien ein zunehmendes Bedürfnis breiterer Bevölkerungskreise aus.

Eine Neuorientierung auf Heilmittel ist stets mit vielen Fragen verbunden. Das trifft auch auf Naturzeolith, Bentonit, Montmorillonit und auf das Siliziumdioxid (Kiesels.ure) zu, teilweise auch deshalb, weil falsche Vorstellungen von den Silikaten bestehen und kritiklos verbreitet werden und Unsicherheit bei vielen Menschen ausl.sen. Silikate z.hlen zu den .ltesten Heilmitteln der Menschheit, z. B. in Form von Ton und Heilerden. Es liegen faktisch 2.400 Jahre praktische Erfahrungen vor.

Da sich die Wirkmechanismen und die Effekte dieser Naturmineralien grunds.tzlich von denen der klassischen Medikamente der Schulmedizin unterscheiden, ist für diese der Wissensbedarf besonders gro.. Das zeigen die vielen Anfragen, die seit zehn Jahren fast t.glich an uns gerichtet werden. Das hat uns veranlasst, die an uns gestellten Fragen schriftlich zu beantworten und als Buch herauszubringen, um den diesbezüglichen „Wissensdurst" fürNaturzeolith, Bentonit/Montmorillonit und Siliziumdioxid (Kiesels.ure) zu stillen. Die Antworten auf die aus dem t.glichen Wissensbedarf gestellten Fragen werden zum Teil zwecks besseren Verst.ndnisses vereinfacht formuliert.

Sie reflektieren aber den aktuellen wissenschaftlichen Erkenntnisstand.

Prof. em. Prof. Dr. med. habil. Karl Hecht

Gesundheit ist mehr als Medizin

Ein Ratgeber für eine ganzheitliche gesunde Lebensführung

Seiten 240
17 x 21,5 cm
Softcover

ISBN 978-88778-584-0

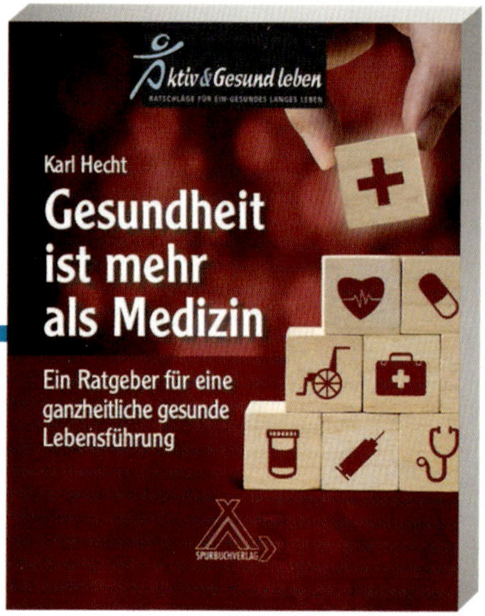

Prof. em. Prof. Dr. med. habil. Karl Hecht

Gesundheit ist mehr als Medizin

Dieses Buch ist ein Ratgeber für eineganzheitlich-naturverbundene Prophylaxe(Prävention), die mit einer ganzheitlichengesunden Lebensführung zur Harmonisierungvon Geist, Emotionen und Körper mitder Natur und psychosozialen Beziehungenerreicht werden kann.

Das Bedürfnis, einen derartigen Ratgeberzu haben, resultiert in erster Linie aus derResonanz auf meine seit über 12 Jahrenjährlich herausgegebenen Gesundheitskalender,die zur ganzheitlichen gesunden LebensweiseEmpfehlungen gaben. Mit dieserKalenderserie habe ich vielen Kranken undGesunden Wege aufgezeigt, wie man miteiner ganzheitlichen gesunden Lebensweisezufriedenes Gesundsein erreichen und erlebenkann.

In zunehmendem Maße vernehme ichUnzufriedenheit über das heutige Gesundheitswesenund mit der Medizin selbst.Medien handeln von Zeit zu Zeit dieseThemen ab. Das ist nicht verwunderlich,denn die zunehmende Ökonomisierung desGesundheitswesens mit der Bezeichnung Gesundheitswirtschaftbetrachtet den Patientenals Ressource und die Gesundheit als Ware.Gleichzeitig wird den Ärzten und Ärztinnendie Möglichkeit, ihr Qualitätsmerkmal, die ärztliche Kunst, auszuüben, versagt, indemsie an Leitlinien und Bürokratie gebundenzur Marionette degradiert werden.

Daraus resultiert für jeden, dem seineGesundheit lieb ist, selbst die Verantwortungfür sich zu übernehmen und einekonsequente ganzheitliche gesunde Lebensführungin seinen Alltag einzubauen. Mitdiesem Buch möchte ich dazu Anregungenund Empfehlungen geben.

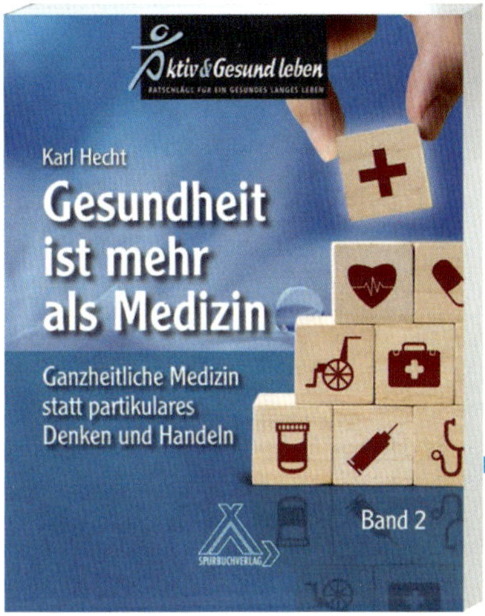

Prof. em. Prof. Dr. med. habil. Karl Hecht

Gesundheit ist mehr als Medizin

Band 2: Ganzheitliche Medizin statt partikulares Denken und Handeln

ISBN: 978-3-88778-585-7
ca. 168 Seiten
17 x 21,5 cm

Prof. em. Prof. Dr. med. habil. Karl Hecht

Ganzheitliche Medizin statt partikulares Denken und Handeln

Als heute 96-Jähriger, mit einer 65-jährigen Laufbahn als Arzt, Wissenschaftler und Hochschullehrer, erläutert Prof. Dr. Hecht wissenschaftliche Erkenntnisse und praktische Erfahrungen als Grundlage einer ganzheitlichen gesunden Lebensführung. Diese Erkenntnisse möchte der renommierte Autor all jenen vermitteln, denen die Eigenverantwortung für ihr Gesundsein ein Bedürfnis ist.

So entstand dieser Ratgeber für eine ganzheitliche, gesunde Lebensführung zur Harmonisierung von Geist, Emotionen und Körper mit der Natur und psychosozialen Beziehungen. „Kein Teil kann gesund sein, solange nicht das Ganze gesund ist", sagte schon Platon (429-347 v. Chr.) und er hatte wohl recht!

Mit diesem Ratgeber werden Funktionssysteme und Funktionen vorgestellt, die nur durch ganzheitliches Denken zu verstehen und somit für das menschliche Gesundsein von großer Bedeutung sind. Weisheit kommt nur aus der Gesamtschau und ist immer ganzheitlich. Umdenken tut not! Die akribische Argumentation und die wissenschaftlichen Erläuterungen des Autors machen das Werk zu einer informativen Lektüre.

SPURBUCHVERLAG
www.spurbuch.de